Pierde peso,
gana bienestar

ANDREAS MORITZ

Pierde peso, gana bienestar

Abandona las dietas
y empieza a vivir

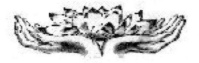

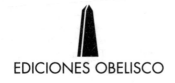

EDICIONES OBELISCO

Si este libro le ha interesado y desea que le mantengamos informado sobre nuestras publicaciones, escríbanos indicándonos qué temas son de su interés (Astrología, Autoayuda, Ciencias Ocultas, Artes Marciales, Libros Infantiles, Naturismo, Espiritualidad, Tradición) y gustosamente le complaceremos.

Puede consultar nuestro catálogo en http://www.edicionesobelisco.com

Colección Salud y vida natural
PIERDE PESO, GANA BIENESTAR
Andreas Moritz

1.ª edición: septiembre de 2013

Título original: *Feal Great, Lose Weight*

Traducción: *Joana Delgado*
Cubierta: *Enrique Iborra*
Maquetación: *Marga Benavides*
Corrección: *Sara Moreno*

© 2010, Andreas Moritz
(Reservados todos los derechos)
© 2013, Ediciones Obelisco, S. L.
(Reservados todos los derechos para la presente edición)

Edita: Ediciones Obelisco, S. L.
Pere IV, 78 (edif. Pedro IV) 3.ª planta, 5.ª puerta 08005
Barcelona,- España Tel. 93 309 85 25 - Fax 93 309 85 23
E-mail: info@edicionesobelisco.com

ISBN: 978-84-9777-988-3
Depósito legal: B-15.475-2013

Printed in Spain

Impreso en España en los talleres gráficos
de Romanyà/Valls, S.A. de Capellades (Barcelona).

Preámbulo

El autor de este libro, Andreas Moritz, no defiende el uso de una forma determinada de asistencia sanitaria, pero cree que los datos, cifras e informaciones contenidas en este libro deberían estar a disposición de todas las personas preocupadas por mejorar su estado de salud. Aunque el autor ha tratado de trasmitir una profunda comprensión de los temas planteados y de verificar la exactitud e integridad de la información que se deriva de cualquier otra fuente ajena a su persona, él y el editor declinan toda responsabilidad por eventuales errores, inexactitudes, omisiones o cualquier incoherencia en este libro. Toda denigración de personas u organizaciones es involuntaria. Este libro no está destinado a sustituir el dictamen o tratamiento de cualquier médico especializado en el tratamiento de enfermedades. Cualquier uso de la información aquí vertida queda enteramente a criterio del lector. El autor y el editor no se responsabilizan de los posibles efectos adversos o de las secuelas de la aplicación de los procedimientos o tratamientos descritos en el libro. Los informes expuestos tienen un propósito educativo y teórico y están basados principalmente en las propias teorías y creencias de Andreas Moritz. Antes de seguir una dieta, tomar un complemento nutricional, herbal u homeopático, iniciar o abandonar cualquier terapia, es preciso consultar siempre a un profesional de la salud. El autor no pretende dar consejos médicos o sustituirlos y no garantiza explícita ni implícitamente ningún producto, recurso o terapia, sea cual fuere. A menos que se indique lo contrario, ninguna de

7

las afirmaciones de este libro ha sido revisada o autorizada por la Agencia de Alimentos y Medicamentos (FDA) o la Comisión Federal de Comercio de Estados Unidos. El lector debe formarse su propia opinión o consultar a un especialista en medicina holística o bien a su médico de cabecera para determinar las aplicaciones concretas a sus problemas particulares.

Introducción

Si has hecho todas las dietas, tomado todas las pastillas y leído todos los libros, seguramente te estarás preguntando qué sentido tiene intentarlo una vez más. Probablemente te has dejado seducir por esa publicidad convencional que pone tu salud y tu peso en manos de expertos en perder peso, de los gimnasios, de los médicos y de toda la industria farmacéutica. Existe una compensación bien estudiada –para ellos–, y es la de crear individuos vulnerables que asuman como propia su perorata promocional.

Pero lo que la guía de los vigilantes del peso no te dirá es que esa pérdida de kilos está relacionada con la salud. A pesar de que todos hemos crecido con la creencia de que no podemos curarnos sin recetas médicas, pastillas o intervenciones quirúrgicas, la sabiduría popular dice algo bien distinto.

Perder peso con la simple ayuda de recursos médicos deja la curación en manos de ciertos profesionales, charlatanes y, a veces, de Internet. Pero existe otra alternativa, si uno se responsabiliza de su propia vida, el punto de vista de la curación pasa de tener un único enfoque externo a uno interno. Y cualquier persona que lo haya hecho de manera completa y sincera puede atestiguar que así funciona.

Perder peso es una actitud, una opción consciente y activa. Una vez que el individuo hace este importantísimo cambio de actitud ya está preparado para tomar sus propias riendas, las de su peso y las de su vida. Ello significa que sabe a ciencia cierta que sólo él, y nadie más que él, puede curarse.

En este libro se habla de la manera natural de perder peso, sin volverse pastillero, sin seguir dietas de moda, sin estar continuamente contando calorías o haciendo ejercicios aeróbicos extremos. El cuerpo humano es una máquina de precisión maravillosa que busca constantemente el estado de equilibrio orgánico u homeostasis.

Esa necesidad de equilibrio que tiene el organismo es realmente tan extraordinaria que él mismo se resiente, se deteriora, a fin de acomodarse a los abusos que sufre y poder sobrevivir.

Las mayores amenazas frente a ese estado de equilibrio del cuerpo son unas dietas catastróficas, un estilo de vida irregular, el constante estímulo de los sentidos, los traumas emocionales, por nombrar tan sólo unas cuantas formas con las que sometemos a nuestro organismo, y aún así esperamos de él que se mantenga sano.

Esa forma de vida es la que lleva invariablemente a nuestro organismo a un estado de toxicidad. En este libro, veremos como el tejido adiposo se defiende de las toxinas mentales y emocionales, y veremos asimismo como algunos cuerpos reaccionan a la toxicidad con sobrepeso mientras otros lo hacen desarrollando cáncer, hipertensión u otras enfermedades.

Vamos a examinar también, a un nivel bioquímico y fisiológico, el modo en que los malos hábitos y las decisiones cotidianas castigan nuestros organismos y cómo desbaratan las enzimas y las hormonas, procesos digestivos y sistemas inmunitarios. De ese modo engordamos, enfermamos y echamos la culpa a la llamada «predisposición genética».

Pero la buena noticia es que nuestro cuerpo está dotado de una lógica y una sabiduría suprema, heredadas durante millones de años, a través del proceso evolutivo, si bien es del todo necesario que creemos las condiciones adecuadas para que el organismo funcione tal y como está programado por la naturaleza.

Un cuerpo obeso o con sobrepeso es un cuerpo en peligro. Pero el cuerpo humano tiene una capacidad de recuperación sorprendente, de manera que a pesar de todos los malos tratos a los que haya estado sometido, es capaz de revertir el proceso que lo llevó al desequilibrio y restablecer sus funciones bioquímicas para conseguir su peso normal, su peso óptimo.

A veces tan sólo es cuestión de pequeños cambios. ¿Sabías que comer de manera consciente en vez de devorar la comida es un paso sencillo pero muy eficaz para liberar el estrés y por consiguiente deshacerse del exceso de peso? ¿O que las toxinas emocionales y los traumas pasados se almacenan casi literalmente en nuestras células y pueden hacernos engordar?

Y es que hemos llegado a separar tanto el cuerpo de la mente que, con frecuencia, no nos detenemos a constatar esta sencilla verdad: un cuerpo y una mente armónicos consigo mismos y con su entorno constituye un organismo feliz, sano y con un peso normal.

Hay un cierto número de personas, una cifra pequeña pero en ascenso, que percibe el impresionante poder que tenemos en nuestro interior, y lo utiliza para pasar de sufrir una enfermedad como la obesidad mórbida a tener un peso óptimo. Se trata de un trayecto personal y sorprendente al que se puede acceder una vez que se descubre que las cosas que desestimamos despreocupadamente, como comer bien, dormir las horas adecuadas y mantener una actividad física, son las verdaderas herramientas que contribuyen a librarse de las toxinas, a equilibrar en el organismo enzimas y hormonas y a abordar un estilo de vida saludable.

Permíteme, lector, que abunde en este tema. Si la medicina convencional fuera ciertamente la panacea que creemos ¿por qué existen tantos tratamientos para la obesidad aquí y allá? ¿Por qué hay dos tercios de norteamericanos que son obesos o tienen sobrepeso y esa cantidad sigue aumentando? ¿Y por qué las autoridades sanitarias han retirado del mercado tantas pastillas para controlar la dieta o la obesidad?

Según los centros oficiales para el control y prevención de la enfermedad, el norteamericano medio tiene actualmente 10,4 k de sobrepeso. De continuar la tendencia a ganar peso de las tres últimas décadas, los investigadores calculan que en el 2030 el 86 por 100 de los adultos en EE. UU. tendrá sobrepeso, y en el 2048, todas las personas adultas tendrán cierto sobrepeso.

La obesidad no es tan sólo una enfermedad grave, sino que es además una enfermedad muy, muy cara. Según algunas investigaciones, las personas con sobrepeso gastan en fármacos una media de 1400 dólares al año más que las personas sin sobrepeso. Y es una enfermedad cara debido a los gastos que implica tratar las consecuencias que acarrea: diabetes, cardiopatías y otras enfermedades vinculadas comúnmente con el sobrepeso.

En cuanto al presupuesto nacional norteamericano se refiere, los sondeos realizados en el 2009 indican que actualmente los gastos sanitarios en enfermedades relacionadas con la obesidad son de un 9,1 por 100, frente al 6,5 por 100 de hace una década. En ese mismo período, el índice de obesidad ascendió un 37 por 100.

En términos globales, tras una cardiopatía, un cáncer o una diabetes, los gastos relacionados con la obesidad y sus dolencias han alcanzado la cifra de 147.000 millones de dólares, cantidad que duplica a la de hace una década. Y la diabetes, una enfermedad muy vinculada a la obesidad, significó un costo de impuestos de 190.000 millones anuales. Según Reed Tuckson, vicepresidente ejecutivo de la United Health Foundation, hacia el 2018, los gastos médicos asociados a enfermedades relacionadas con la obesidad llegarán a alcanzar los 344.000 millones de dólares.

Pero si escuchamos a la sabia naturaleza y no a la medicina convencional, no tendremos que malgastar miles de millones de dólares o de euros para que los médicos, los hospitales y los fármacos trasformen nuestros organismos en unos laboratorios químicos vivientes.

Si conectamos con nuestra sabiduría innata y seguimos el plan que la naturaleza tiene diseñado para nosotros, podemos sanarnos a nosotros mismos.

1

El mito «perfecto»

La selección social

Nunca deja de sorprenderme la cantidad de programaciones y dietas que prometen soluciones rápidas para desprenderse de los kilos y «consejos sorprendentes» para perder peso. Pero quizás lo que más me asombra sean las páginas web y los programas que se anuncian con frases como «pierda 4,5 kilos en 11 días», o bien «pierda 11 kilos en 45 días».

Además de los defraudadores que buscan hacer dinero rápido, hay muchísimos dietistas, nutricionistas y también programas, gimnasios y clases de aeróbic que asumen la carga de tu exceso de peso y prometen ayudarte a deshacerte de él.

Quienes acuden a esos programas y cursos se ven empujados a una balanza, con una cinta métrica alrededor de la cintura y un plan dietético a dos centímetros de la nariz e incluso con un dedo amenazador que les señala una cinta de caminar o un programa de ejercicios.

Es posible que parte de esa desesperación por «ser perfectos» tenga algo que ver con desear tener una figura perfecta: delgadas, esbeltas y sexy, ellas; musculados y varoniles, ellos.

Existe una selección social según la cual a la gente «guapa», tanto hombres como mujeres, se la recompensa, sutil y no tan sutilmente, por ser delgada, estilizada y bella. La mayoría de nosotros estamos condicionados y respondemos de manera cordial a las personas que lucen una figura que responde a ciertos cánones sociales y con cierto recelo a quienes no tienen buena figura.

Constantemente se nos bombardea con imágenes de cuerpos delgados y atléticos en las vallas publicitarias, la televisión, los envases de alimentos, en cualquier sitio prácticamente. Pero, ¿quién establece esos cánones? ¿Quién determina lo que es estar delgado? ¿Existe algo así como un peso ideal?

¿Qué sucede con los millones de personas con sobrepeso y clínicamente obesas? Y no ajustarse a los estándares de belleza es el menor de sus problemas. El sobrepeso y la obesidad representan unos riesgos considerables para la salud, independientemente del espejo con que la sociedad nos apremia.

Es bien sabido que la obesidad multiplica el riesgo de sufrir cardiopatías, diabetes o enfermedades cardiovasculares, además de otras muchas enfermedades. Y el exceso de peso en algunas zonas del cuerpo y en distintos sistemas y órganos representa tan sólo algunas de las complicaciones que surgen de cargar con un exceso de equipaje.

La persona con sobrepeso sufre de contaminación interna, congestión y crisis tóxica, además de cargar años y años con desechos venenosos.

Más adelante entraré en detalles de las crisis tóxicas, pero por el momento me basta con señalar que incluso los planes para perder peso más científicamente elaborados omiten hechos esenciales científicos que poco tienen que ver con pesos, medidas, alimentos probados en laboratorio y recuentos de calorías.

Y sí, la obesidad es un auténtico problema que ha alcanzado proporciones alarmantes en Estados Unidos. A Norteamérica se la conoce como «la nación con sobrepeso». Por otra parte, la obesidad está en cabeza de la lista de los mayores asesinos de Norteamérica, y es desde hace ya mucho tiempo junto a la obesidad infantil, las cardiopatías y la diabetes motivo de gran preocupación.

Según diversas de las agencias que siguen de cerca la salud y la obesidad en la población actual, más de dos tercios de los norteamericanos tiene sobrepeso y un tercio sufre obesidad.

En cifras absolutas esto representa que más del 66 por 100 de la población adulta (más de 200 millones de personas) tiene sobrepeso, incluido un 34 por 100 con obesidad; todo ello según el NHA-NES (Cuestionario de salud y hábitos alimentarios en la población norteamericana en 2005-2006).

Este cuestionario reveló también que en las dos últimas décadas se había producido un significativo aumento en esas cifras. No es de extrañar que encaje perfectamente con un estilo de vida cada vez más sedentario donde el ordenador ha quitado horas a muchas tareas y actividades que necesitaban un trabajo previo (incluido el ejercicio al aire libre y el deporte) y donde se da una adicción a la comida rápida y a los alimentos industrializados.

La obesidad es también un grave peligro para la salud en niños y adolescentes. Según datos del NHANES (1976-1980 y 2003-2006) aproximadamente un 17 por 100 de niños y adolescentes de edades comprendidas entre los 2 y los 19 años tienen sobrepeso.

Atendiendo a la edad, el índice de obesidad en niños de 2 a 5 años ha aumentado de un 5 a un 12,4 por 100; de los 6 a los 11 años, de un 6,5 a un 17,0 por 100; y de los 12 a los 19 años de un 5 a un 17,6 por 100.

Mitos acerca de la pérdida de peso

Sin duda, la mayoría de las personas con sobrepeso desean dejar de perder kilos, pero a veces se sienten desesperados debido a la presión mediática, la de la industria cosmética y la de los fabricantes de alimentos. Impulsados por los beneficios y sin escrúpulo alguno, esas industrias archimillonarias se apoyan en la falta de seguridad sobre tu figura y tu peso. Establecen unos cánones de salud que hacen que las personas se sientan vulnerables y las inducen a perder la autoestima, animando a esa población crédula a creer que necesita seguir perdiendo peso para estar sana y tener una buena apariencia.

Se trata de una trampa sencilla y seductora que lleva a millones de personas a una encrucijada de la que no pueden escapar. Cuando llegan a sentirse realmente desesperadas, aparecen esas empresas con sus maravillosos productos y ofrecen devolverles la salud y la normalidad, sin olvidar un peso ideal.

En cuanto a estas empresas depredadoras se refiere, la única solución a un individuo con sobrepeso está en los cientos de productos que venden para perder peso, ya sean con receta o sin ella. Esta idea es la que ha llevado a millones de personas a adoptar unas miras estrechas desde el punto de vista médico y unas técnicas autodestructivas con el objetivo de perder peso.

Es algo así como el cultivo de una psique colectiva que funciona mágicamente para aportar pingües ganancias a un puñado de personas. Funciona llenando las estanterías de las tiendas de nuestros barrios con más y más alimentos industrializados, y funciona creando naciones de personas obesas.

Si la industria farmacéutica y la alimentaria no trabajaran en ese sentido, ¿quién compraría todas esas pastillas, preparados y dietas que fabrican para que volvamos a estar delgados y en forma?

La dieta y el ejercicio físico son los puntales de la mayoría de los programas para reducir peso, de modo que gran parte de los productos y pastillas están relacionados con esos dos aspectos de la salud, si bien se tratan de técnicas imaginativas que ofrecen secretos para perder peso «extraordinariamente rápidos y seguros».

Entre las recomendaciones de esos programas que siguen millones de personas con sobrepeso destaca la de reducir la ingesta de calorías a fin de ingerir menos de lo que el cuerpo necesita a diario.

El negocio en torno a la pérdida de peso ha creado toda una jerga que confunde al ciudadano medio. Tras visitar al dietista uno se ve atrapado por términos como «bajo en calorías», «bajo en carbohidratos», «bajo en grasas», «rico en fibra», «bajo en azúcares», que le irán rondando por la cabeza todo el día.

Si el consejo es el de hacer ejercicio, entonces los términos serán «quemar grasas», «esculpir el cuerpo», «ejercicio intenso», y frases como «sin dolor no hay resultados», «hacer un esfuerzo extra», etc.

El mensaje es alto y claro: comer menos, quemar más y castigar el cuerpo.

Dietas de choque: Poner a dieta a una persona con sobrepeso debería significar reducirle los niveles de ansiedad de una manera instantánea. No estoy demasiado seguro de lo que supone en los requerimientos nutricionales y en la salud global del cuerpo humano.

Sin embargo, las dietas de choque y las dietas de pasar hambre, las cuales producen un gran impacto en el organismo, son muy populares, entre ellas la famosa dieta Atkins, la Dukan y la de Weight Watchers.

Cuando a finales de los años noventa y principios del 2000 la dieta Atkins arrasaba en EE. UU. y en otros muchos países, se estima que 1 de cada 11 norteamericanos seguía esta dieta y que el 18 por 100 de la población seguía una dieta baja en hidratos de carbono.

La venta en alimentos ricos en hidratos de carbono, como la pasta y el arroz, cayó en picado y cundió el pánico entre algunas de las principales marcas de estos productos. De modo alternativo, tal como se esperaba, algunas empresas alimentarias sacaron tajada de la moda de los alimentos bajos en hidratos de carbono y se empezaron a comercializar este tipo de productos (Coca-Cola lanzó al mercado C2, que supuestamente contiene la mitad de los hidratos de carbono, de azúcares y de calorías que la Coca-Cola estándar).

Pero como sucede con todas las dietas pasajeras, la popularidad de la dieta Atkins se desvaneció debido a las controversias que levantó una dieta tan drástica como ésta, y empezó lentamente a decaer.

Ejercicio: Para quienes quieren resultados inmediatos y no tienen suficiente con la dieta, los llamados expertos tienen otra fórmula: hacer ejercicio de manera intensa y seguir una dieta de choque. Se supone que en un momento u otro se producirá el milagro, siempre que uno tenga el estómago, la determinación y el nivel de energía suficientes para agotar y debilitar al organismo ¡todo a un tiempo!

Complementos dietéticos: Y además para los ávidos de dieta existe algo más: complementos nutricionales, vitaminas y bebidas energéticas. ¿No es una coincidencia que exista una solución preparada para prácticamente cada seguidor de este tipo de dietas?

Pastillas: ¿Puede haber algo más fácil? Es lo más encantador de la industria de la pérdida de peso: la dieta de las pastillas. Directo del desierto africano llega una dieta basada en pastillas que eliminan el apetito. Imagina la expectación que esto generó en la industria farmacéutica, ¡finalmente la ciencia moderna había descubierto un antiguo remedio, una píldora mágica para tratar la obesidad! Se trataba del extracto de una planta suculenta de la familia de las apoquináceas, la hoodia, la cual contiene un componente químico, un glucósido, que lleva el inocuo nombre de P57.

El Consejo Sudafricano para la Investigación Científica e Industrial (CSIR) fue quien aisló y patentó en 1996 el P57. Más tarde el consejo concedió la licencia a Phytopharm, una empresa británica, para su comercialización. Phytopharm colaboró con la empresa Pfizer en el proyecto, pero posteriormente se descubrió que el fármaco producido desencadenaba graves efectos secundarios y dañaba el hígado. El fármaco no llegó a ser aprobado por la FDA (Agencia de Alimentos y Medicamentos), pero se receta y vende de manera ilegal, especialmente en Internet.

Estimulantes del metabolismo: Los estimulantes metabólicos son otro de los recursos favoritos que se recetan para perder peso casi al instante, o al menos eso parece. Según sus defensores, al parecer estos estimulantes aceleran el metabolismo y por consiguiente ejercen un fuerte efecto termogénico en el organismo. Ello significa que el cuerpo experimenta un repentino aumento de calor, lo cual supuestamente ocasiona una lipólisis, es decir, una degradación de la grasa.

Hipnosis: Otro método realmente imaginativo para perder peso es, lo creamos o no, la hipnosis. Quienes abogan por este método, que sin duda cobran tarifas desorbitantes, hacen creer por medio de la hipnosis que hay ciertos alimentos que son dañinos y otros, beneficiosos. ¡Como si fuera así de sencillo!

Alimentos inteligentes: Rivalizan con la hipnosis en cuanto a técnica para reducir peso, son otra creativa promesa: la comida rápida sana. Comercializados como «alimentos inteligentes», los defensores de estos «alimentos para la concienciación de las calorías» pretenden que creamos que McDonald's, Burger King y otros ofrecen productos que reducen las calorías que ingerimos con sólo detenernos en sus establecimientos. Afirman que las terneras que sacrifican para hacer sus hamburguesas han sido criadas con piensos libres de grasas, y que los alimentos elaborados con esas carnes mantienen a raya nuestra ingesta de calorías. No es difícil adivinar quién patrocina y divulga todas esas ideas.

Índice de masa corporal: Otro error generalizado en el mundo de los controladores de peso es que existe una talla ideal, generalizada y aplicable a todo el mundo. Para establecer un estándar de referencia para las personas con sobrepeso, los expertos en el tema crearon el concepto IMC, o índice de masa corporal. Se trata de un parámetro o punto de referencia que utiliza el Departamento de Salud, los dietistas, expertos en nutrición y controladores de peso para determinar quién tiene sobrepeso y quién no.

Tipo corporal

El IMC se calcula dividiendo el peso en kilos entre la estatura en metros elevada al cuadrado. Se considera que los adultos de más de 20 años con un IMC de entre 25 y 29,9 tienen sobrepeso, y los que superan un IMC de 30, son considerados obesos.

Según otra clasificación convencional del cuerpo humano que atiende a su forma física y su musculatura, existen tres tipos de cuerpo: ectomorfo, mesomorfo y endomorfo. Así, un cuerpo ectomorfo es esbelto y delgado y no tiene predisposición a engordar, ya que su ritmo metabólico es alto. Los individuos de cuerpo ectomorfo son hiperactivos y no especialmente fuertes.

El cuerpo mesomorfo es naturalmente atlético, musculoso y delgado, y puede perder grasa con facilidad en virtud de su metabolismo rápido y eficiente.

El tipo endomorfo es más bien grueso y rechoncho, tiene tendencia a ganar peso y a almacenar grasas debido a su metabolismo lento.

Si bien ni los dietistas ni los planes para perder peso lo dirán, la mayoría de los métodos para perder peso y de las dietas de choque tienen como objetivo convertir los tipos endomorfos en ectomorfos y mesomorfos.

¿Has visto alguna vez las imágenes de «antes y después» que se utilizan en las promociones publicitarias de las dietas milagro? De manera milagrosa, las mujeres pasan de tener sobrepeso a lucir una figura de ánfora, mientras que los hombres pasan de estar fofos a estilizados y musculosos. ¡Como si todas las mujeres que desean perder peso pudieran pasar a tener un tipo ectomorfo y los hombres, mesomorfo! Pues sí, la mayoría de las dietas para perder peso aseguran poder realizar este sorprendente milagro. Y es que si no lo aseguraran, ¿quién aceptaría sus programas?

Un cuerpo equilibrado

En este libro examinaremos los principios de la buena salud y su relación específica con el peso corporal. Recordemos que ambos conceptos son inseparables, uno no puede conseguir un peso verdaderamente óptimo si no tiene una buena salud.

Según la antigua ciencia del ayurveda, cada ser humano es la compleja experiencia de tres unidades: mente, cuerpo y espíritu. Los tres juntos forman una sola expresión de la fuerza vital, o dosha o prana.

Cada momento de descanso y de acción es por consiguiente una expresión del propio dosha según el tipo corporal y el estado físico, mental y espiritual del ser humano.

Como he mencionado anteriormente, el cuerpo humano está clasificado tradicionalmente en tres tipos corporales: ectomorfo, mesomorfo y endomorfo. La ciencia ayurvédica no define cada tipo corporal de acuerdo con su musculatura, sino que considera que cada uno de los tres es una combinación de los cinco elementos del universo: aire, fuego, agua, tierra y éter. A los tres tipos corporales les llama vata, pitta y kapha (de ellos hago mención detallada en mi libro *Los secretos eternos de la salud* (Ediciones Obelisco). Cada tipo corporal corresponde a un solo individuo.

Todos nosotros hemos nacido con algunas características de los tres tipos corporales, pero en proporciones diferentes. Por lo tanto es importante identificar el tipo corporal al que cada uno de nosotros pertenece para determinar qué nos va bien, qué funciona mejor para nuestro organismo.

La buena salud y la felicidad es una búsqueda constante del equilibrio. Esto significa que nuestra mente, nuestro cuerpo y nuestro espíritu deben estar en armonía entre sí, algo que con el tiempo puede conseguirse.

La vida moderna, especialmente la del mundo occidental, nos ha apartado tanto de nuestro estado natural de buena salud que hemos ido acumulando demasiada carga en nuestro interior. El estrés, los alimentos industrializados, los estimulantes y los fármacos se han convertido en una carga para nuestro cuerpo, sus órganos y sus sistemas, y éstos acaban obstruidos, congestionados y contaminados. El resultado es un organismo agotado que lucha en vano por conseguir calma y equilibrio.

Si contrastamos esto con los procesos convencionales para perder peso, observaremos que lo que es bueno para una persona no siempre resulta bueno para otra. Por eso evaluar la salud con patrones establecidos no tiene sentido, no funciona. Así por ejemplo, un determinado alimento o incluso un medicamento producen un efecto diferente en cada persona. La talla única no va bien a todo el mundo. Las dietas, las tablas de ejercicios y los planes para perder peso están confeccionados con patrones muy generales, raramente tienen en cuenta las peculiaridades personales.

Por otra parte, al situar como objetivo la pérdida de peso, y no la salud o el bienestar, suelen ignorar este principio básico: restablecer el equilibrio natural del cuerpo, la mente y el espíritu resulta en una pérdida de peso y en un estado de vitalidad y felicidad.

Cuerpo sano, peso normal

Sólo un cuerpo sano puede llegar a conseguir un peso normal. Las teorías de cuánto debe pesar cada persona (de acuerdo con el género al que pertenezca, su altura, su etnia, etc.) ignoran por completo los requisitos constitucionales de cada individuo.

El peso de un cuerpo sano varía según cada tipo corporal. Un individuo de tipo vata siempre estará delgado, y un kapha sano siempre estará corpulento y musculoso. Los huesos de los vata son ligeros y estrechos, mientras que los de los kapha son pesados, densos y compactos. Estos dos tipos corporales tienen necesidades muy diferentes, por no decir opuestas, en cuanto a alimentos, ejercicio y estilo de vida se refiere. Las personas de tipo pitta, cuyos organismos generan más calor, tienen también necesidades energéticas diferentes a los otros dos tipos.

Está bien querer perder peso por buenas razones, como por ejemplo mejorar la salud, pero intentar adelgazar sin eliminar antes las toxinas acumuladas en el organismo va en contra de los principios de supervivencia del cuerpo humano y por consiguiente es difícil de conseguir.

El cuerpo se protege a sí mismo de la muerte ácida manteniendo las toxinas en un estado neutralizado en el interior de las células grasas y los flujos corporales. Por ello cuando uno inicia un plan para perder peso que sólo pretende deshacerse de unos cuantos kilos, lo usual es que ese plan no funcione. Sólo unos cuantos consiguen su objetivo, pero la mayoría vuelve enseguida a recuperar los kilos que tanto le ha costado perder. Cuando el único criterio es el peso, el proceso semeja al de querer introducirse en un molde que no ha sido pensado para uno.

Así pues lo importante es saber a qué tipo corporal se pertenece y después descubrir el peso óptimo personal. Una vez que se limpia el organismo de toxinas y de peso acumulado y uno vive de acuerdo con los principios naturales de la buena salud, la pérdida de peso es la consecuencia natural.

Tras eliminar las sustancias tóxicas del organismo y mantener los órganos excretores y los sistemas corporales despejados y limpios, la salud mejorará de manera automática. El objetivo necesario es el de conseguir una buena salud, no el de luchar contra la mala salud.

Aprendidas las lecciones de cómo crear salud, el cuerpo se trasformará en un instrumento armónico que contribuirá a cumplir los deseos del individuo y le conducirá a una vida llena de felicidad, vitalidad, abundancia y sabiduría.

Limpia tu cuerpo

El cuerpo humano necesita liberarse de toxinas antes de poder restablecer su peso natural. La limpieza del organismo garantiza además que la pérdida de peso sucede sin complicaciones, sin que aparezcan efectos secundarios.

De todos los procesos de limpieza, el más eficaz e impactante es el de la limpieza hepática y de la vesícula (en mi libro de ese mismo título, publicado por Ediciones Obelisco, se hace una descripción detallada de todo el proceso). Su efecto más importante es el de restablecer el agni, el fuego digestivo, es decir, la combinación del poder digestivo de todas las secreciones gastrointestinales.

Cuando el agni es más potente, los alimentos se digieren mejor, el organismo produce menos desechos y, por consiguiente, los intestinos cargan con menos residuos. Pero ello sólo se consigue limpiando también el colon por medio de irrigaciones o métodos similares.

La limpieza renal garantiza que las toxinas que libera el cuerpo no se quedan atascadas en los riñones. Lo más importante es que la pérdida de peso tenga lugar de una manera natural sin que los órganos excretores resulten dañados, y para ello es necesario que éstos se hayan librado antes de todas las toxinas acumuladas.

Sin embargo, la limpieza hepática no es suficiente para restablecer el agni de manera permanente. Se necesitan tantas limpiezas como sean necesarias para eliminar las piedras acumuladas. Tras cada limpieza se experimenta un aumento de energía, el abdomen se tensa y se pierden varios kilos.

Es posible que en menos de una semana vuelva el aletargamiento y reaparezcan también las ansias de comer, esto viene a demostrar que las piedras o cálculos que quedan en las partes posteriores del hígado pasan a los conductos biliares de salida y bloquean nuevamente los conductos principales, reduciendo una vez más el agni.

Una vez que el hígado queda completamente limpio, el peso del cuerpo será el ideal y la energía ilimitada, habida cuenta de que la dieta y el estilo de vida también es saludable y equilibrado.

Si analizamos los resultados de todas las dietas y técnicas de adelgazamiento, llegaremos a un descubrimiento consecuente: la mayoría de las personas que siguen una dieta la dejan antes de acabarla. Quienes siguen con ella sólo pierden unos cuantos kilos, y gran parte de ellas vuelven a ganar peso. Por otra parte, limpiar el organismo de las toxinas acumuladas aporta una base sólida para perder peso de manera segura y permanente.

La regulación del peso es natural

Se pierde peso de manera espontánea cuando se restablecen los mecanismos naturales de regulación de peso que tiene el cuerpo. Un peso excesivo es un síntoma de una mala digestión y de una alteración del metabolismo. También es un signo de toxicidad crónica.

Intentar eliminar el síntoma (exceso de peso) sin eliminar antes las toxinas acumuladas puede ser dañino y decepcionante. La inmensa mayoría de las dietas para perder peso no tienen en cuenta esta premisa.

El organismo tiene una resistencia natural a perder rápidamente muchos kilos porque ello supone liberar un torrente de toxinas en el flujo sanguíneo e incluso generar efectos secundarios graves, como un fallo hepático o renal o un ataque cardíaco. El cuerpo nunca se comporta de manera irracional. El peso debe regularse empezando por eliminar las causas que subyacen en los problemas metabólicos responsables del aumento de peso.

En Boston, un grupo de investigadores descubrió que las personas con un páncreas que secreta altas concentraciones de insulina tienen más problemas para perder peso que aquéllas con secreciones pequeñas de insulina. Esto es algo que tiene poco que ver con la genética, como algunos médicos afirman.

La razón de que 200 millones de norteamericanos sufran de sobrepeso o de que no puedan deshacerse de un exceso de kilos no estriba en problemas genéticos. Es bien sabido que las personas con un exceso de peso secretan más insulina, pero una excesiva producción de insulina es el efecto y no la causa del exceso de peso. La razón de que ese número de norteamericanos tenga sobrepeso se debe a que esas personas han llegado a ser resistentes a la insulina. Cuando los receptores de insulina de las células bloquean esta sustancia, el nivel de azúcar en sangre empieza a aumentar. A fin de enfrentarse a este aumento del azúcar en sangre, el páncreas genera más insulina para contribuir a eliminarla de la sangre.

Una de las maneras con las que el cuerpo se enfrenta a esta peligrosa situación es convirtiendo el exceso de azúcar en grasa. Cuanta más grasa acumula una persona, menos le apetece hacer ejercicio, pues ello le requiere esfuerzo. Por otra parte, la realización de ejercicio físico riguroso, como aconsejan la mayoría de las estrategias para perder peso, va encaminada a lidiar con la excesiva formación de grasa, no con la resistencia insulínica o con la razón por la que el organismo se vuelve resistente a la insulina.

La insulina inhibe la sustancia quemagrasas del cuerpo «la lipasa sensible a las hormonas». Es la responsable de diseminar la grasa en nuestro flujo sanguíneo para que el organismo la utilice como combustible, pero una vez que se desactiva, el cuerpo ya no puede quemar grasa para producir energía. En vez de ello, el cuerpo usa como combustible los aminoácidos y los azúcares complejos almacenados en los músculos; y la consecuencia es que el individuo se debilita y se siente muy hambriento. Esto crea un círculo vicioso en el que se secreta más insulina y se genera más grasa.

Para salir de ese círculo, hay que mantener bajo el nivel de secreción de insulina. Los niveles bajos de insulina permiten que el cuerpo produzca grandes cantidades de lipasa, el quemagrasas necesario. Esto hace que el peso se regule de manera natural.

Los alimentos industrializados y refinados aumentan el nivel de insulina y por consiguiente disminuyen las reservas energéticas del organismo.

Todo esto es muy sencillo y verdaderamente no requiere ningún esfuerzo. Descubrir y eliminar la causa clave del aumento de peso es la única manera efectiva de enfrentarse al problema.

El término «pérdida de peso» desencadena invariablemente en el organismo una reacción de estrés, ya que por lo general está asociado a dietas rigurosas y ejercicio físico, cosas ambas no demasiado sugerentes. Sentir ansiedad por perder peso es una receta abocada al desastre, al fracaso y a la frustración.

A pesar de las muchas «garantías» que ofrecen todas esas dietas, de algún modo uno sabe que esos programas tan rígidos en realidad no tienen nada que ofrecer. Con el tiempo, el individuo llega a un punto en el que está dispuesto a probar cualquier cosa, pues ya ha descubierto que hay mucha gente que lo ha intentado y se ha quedado atascada, y que a otra tanta no le ha funcionado.

Pero hay un grupo de dietistas y nutricionistas que abogan por planes para reducir peso en los que finalmente tratan el problema desde un punto de vista holístico.

Por otra parte, los remedios rápidos, los «remedios-parche» no dejan de tener sus ventajas, si no produjeran resultados «rápidos» y sorprendentes no serían ninguna bicoca para los expertos en perder peso. Vivimos en un mundo de soluciones temporales, un mundo en el que deseamos, e incluso exigimos, provechos visibles, tangibles e instantáneos en todo lo que hacemos. En nuestra trayectoria de individuos socializados y desarrollados se diría que hemos perdido contacto con la parte más íntima de nosotros mismos, con esa fuerza vital positiva que reside en todos los seres vivos.

2

La obesidad fabricada

Espíritu, no materia

Comer es esencial para nuestra existencia. Los alimentos nos proporcionan la energía que necesitamos para pasar el día sin que la fatiga nos invada; y, obviamente, deseamos que además tengan buen sabor.

Pero los alimentos que tomamos tienen también connotaciones emocionales, por no hablar de la cantidad de planes dietéticos y de las opiniones que nos ofrecen los nutricionistas. Muchas personas que han seguido dietas para perder peso se sienten tan saturadas de información nutricional que podrían escribir una enciclopedia con datos de hidratos de carbono, proteínas y grasas. Sin embargo existen muchos datos en nuestros hábitos alimenticios a los que habitualmente no prestamos atención y que en cambio tienen mucho que ver con perder o ganar peso.

Nuestros hábitos alimenticios están a menudo relacionados con la imagen de nuestro cuerpo y con la percepción que tenemos de cómo los otros se relacionan con él. Si tienes sobrepeso, prueba a preguntarte: cuando abro la nevera o me siento frente a un plato de comida, ¿me siento acuciado por sentimientos de ansiedad, culpa, miedo o vergüenza?

Volver al peso óptimo empieza con los sentimientos que uno tiene hacia sí mismo. Tener sobrepeso u obesidad tiene que ver con el desequilibrio, tanto el mental como el corporal. No me estoy refiriendo a los alimentos dañinos o insanos *per se,* sino al modo en que uno se percibe a sí mismo y a su imagen corporal.

Si uno se siente enfermo o se ve incómodo con su imagen corporal, corregir esa percepción o desequilibrio es el punto de arranque para perder peso. Y para corregir ese desequilibrio lo primero que hay que hacer es amar aquello que no agrada.

¿Cuántas veces has dejado una dieta porque has creído que tu cuerpo no respondía a ella? ¿Cuántas veces te has comprado una hamburguesa o una salchicha pensando «¡Qué más da, de todas formas no me voy a librar de esos kilos que me sobran!»?

El sobrepeso es la manera que tiene el cuerpo de enfrentarse a la toxicidad. Por muy raro que suene, la obesidad es el constante esfuerzo que hace el organismo por conseguir un estado de equilibrio.

Cada persona tiene su propio peso óptimo. Perder peso es por consiguiente volver a ese estado de equilibrio de la manera más natural posible. Se trata de adoptar la propia imagen corporal y creer que uno puede volver a tenerla. De esa manera se elimina el miedo, se crea un entorno positivo para la curación y por consiguiente se pierde peso. La mayoría de las dietas y de las rigurosas tablas de ejercicio están creadas por el miedo, miedo a que cualquier cosa que se salga de ellas aporte más peso o bien que haga que se pierdan los beneficios que se han conseguido hasta el momento.

El miedo no crea un entorno adecuado para perder peso, pero sí lo crea la felicidad y los pensamientos saludables. Al cuerpo no le gustan en absoluto los cambios radicales, ni en los hábitos alimenticios, de sueño o de ejercicio.

Perder peso significa por consiguiente no tener que luchar más. Consiste en creer que uno puede pasar del desequilibrio a un estado de equilibrio, pero ello sólo puede suceder si uno se acepta a sí mismo y si cree de manera incondicional que tiene una verdadera oportunidad para equilibrar el resto de su vida y para convertirse en un ser completo, feliz y realizado.

Este capítulo quiere hacer comprender lo fácil que es crearse hábitos alimenticios insanos, la carga que representan para el organismo y por qué es tan rentable para unos cuantos mantener a una nación de personas con sobrepeso. También intenta enseñar que un cuerpo con sobrepeso puede restablecerse por sí mismo y recuperar su peso óptimo.

Guerra química

El enemigo número uno del sobrepeso y de la obesidad es la comida preparada, entre la que se encuentra la comida rápida o comida basura, irónicamente anunciada como la salvadora del siglo XXI. Cereales para el desayuno, barritas energéticas, comida rápida, hamburguesas, perritos calientes, pasta preparada, púdines y pollo guisado son alimentos que se cogen de las estanterías, se desenvuelven y se comen al instante, aunque a veces se pasan antes por el microondas. De estos productos, los hay que ahorran tiempo, los hay deliciosos e incluso los hay, por supuesto, «nutritivamente enriquecidos», o al menos eso dicen las etiquetas.

Si uno puede conseguir «todo lo necesario para empezar saludablemente el día» en un bol de cereales de desayuno, ¿qué más puede pedir? Caer presa de esas peroratas de los anuncios y envoltorios es lo que hace más de 75 por 100 de norteamericanos, cuyos desayunos consisten en un puñado de cereales de colores brillantes.

Detrás de etiquetas que anuncian «totalmente integral», «rico en fibra» o ««nutricionalmente enriquecido», se esconden un montón de sustancias químicas –presentes en todos los alimentos industrializados–, toxinas químicas que van a parar a tu organismo.

Empezando por el hígado, los riñones, los intestinos o el colon y los tejidos conjuntivos, esas sustancias químicas –colorantes, conservantes, potenciadores de sabor, azúcares y cereales refinados, ácidos grasos e incluso fibra de salvado– contenidas en los cereales para el desayuno van aportando peso y conduciendo al cuerpo a una crisis de toxicidad.

Nos será fácil de entender si echamos un vistazo a cómo se enfrenta el cuerpo a cualquier tipo de toxinas que entre en el aparato digestivo. El vínculo entre los alimentos procesados y el aumento de peso es el hígado.

El hígado es un órgano que efectúa más de quinientas funciones diferentes, dos de ellas son la desintoxicación y la quema de grasas. Además de neutralizar e inutilizar a las toxinas, el hígado pasa algunas de éstas al colon para su eliminación, y almacena el resto para evitar que lleguen al flujo sanguíneo.

Así, por consiguiente, cuantas más sustancias químicas consume un individuo por medio de alimentos procesados, comida rápida y comida basura, más necesita desintoxicarse. El hígado queda sobrecargado, no puede mantener su papel y tiene poca energía y poco tiempo para quemar grasas o llevar a cabo sus otras tareas.

Según se estima, el organismo utiliza tres cuartas partes del hígado de un individuo medio para almacenar las toxinas que no puede neutralizar. Cuando este órgano no puede guardar más veneno, esos agentes químicos empiezan a volver al flujo sanguíneo, el cual pone en marcha otra serie de reacciones dañinas en otros órganos y tejidos, incluido el cerebro.

Además de potenciar el aumento de peso, esos aditivos y conservantes producen enfermedades como cáncer, alzhéimer, cardiopatías, asma y problemas neurológicos.

Veneno coloreado

Tomemos como ejemplo los colorantes y los conservantes. Se sabe que estas sustancias químicas inducen al comportamiento hiperactivo de los escolares, de modo que si tu hijo sufre trastornos por déficit de atención e hiperactividad (ADHD/TDAH), debes eliminar de su dieta todos los alimentos procesados y comida basura.

Las empresas alimentarias nunca llaman al pan, pan y al vino, vino; ni a un colorante, colorante. Las etiquetas de los alimentos están muy bien estudiadas y camuflan algunas de las sustancias más dañinas.

He aquí algunos de los agentes:

- Colorante amarillo sintético, usado en las gelatinas, las mermeladas, las sopas, las salsas, los curris, etc.

- Tartracina, uno de los colorantes más controvertidos que se utiliza también para amarillear algunas bebidas o refrescos, helados, dulces y gelatinas.
- Carmoisina o azorrubina (E122), colorante rojo, se utiliza en pasteles, gelatinas, tartas, mazapanes, etc.
- Ponceau, también llamado colorante rojo, se usa en Europa para la fruta en conserva, las gelatinas, salami, etc.

¿Os habéis preguntado alguna vez por qué la industria alimentaria utiliza con tanto éxito los colorantes artificiales para tentarnos a comprar los alimentos de las estanterías? El rojo pimentón, las rojas manzanas, las amarillas mazorcas o el verdísimo brécol... Y también, claro está, los bocaditos y las barritas de los cereales del desayuno.

Se trata de una argucia clásica, se aprovechan sutilmente de la capacidad que tenemos de reconocer los alimentos sanos por sus colores, una habilidad que se remonta a la historia de la evolución del ser humano.

Nuestro cerebro está programado para elegir alimentos que contengan energía utilizable, que sean nutritivos y que potencien nuestro sistema inmunitario. Son propiedades que generalmente están en alimentos, como la fruta y las verduras, que son de colores fuertes y brillantes. Es la manera que tiene la naturaleza de decirnos: «Venga, tómame, soy saludable».

Pero el cuerpo humano no contaba con los colorantes artificiales que hoy día juegan ese papel de atracción y que nos llenan de productos químicos tóxicos, de venenos.

Mientras algunos de esos aditivos químicos, como los conservantes, alargan la vida de los alimentos, otros matan las bacterias, mejoran el sabor, sustituyen las grasas y los hidratos de carbono y potencian el sabor de los alimentos procesados.

He aquí una información un tanto preocupante: si miras de cerca las páginas web de algunos de los restaurantes típicos de comida rápida, esas cadenas norteamericanas, te darás cuenta de que algunos de los ingredientes de esos suntuosos platos de comida y de ensaladas tienen más en común con los productos que se venden en las droguerías de tu barrio que con los de la tiendas de comestibles.

Entre todos esos aditivos alimentarios se encuentran el dióxido de titanio, un colorante artificial (usado también en las cremas de protección solar) y los potenciadores de sabor como el glutamato monosódico (GMS).

El sabor de la grasa

EL GMS es realmente uno de los aditivos químicos más venenosos de los que podemos encontrar en los alimentos procesados y de comida rápida. Se trata de una neurotoxina carcinogénica que en las etiquetas de los alimentos consta como ácido glutámico.

Los ratones de laboratorio alimentados con GMS llegan a tener una obesidad atroz y se ha descubierto que desarrollan lesiones en el hipotálamo, la parte del cerebro que regula el apetito, el metabolismo o equilibrio de la energía corporal y por consiguiente el aumento de peso.

No es sorprendente que este potenciador del sabor sea uno de los aditivos que más se ocultan en las etiquetas de los alimentos, y que aparezca en ellas con muchos términos inocuos, como proteína vegetal hidrolizada, fitoproteína autolizada, extracto de proteína vegetal, proteína texturizada, proteína de levadura, levadura alimentaria, extracto de malta, caldos, condimento y gelatina.

Otro de los camuflajes favoritos del GMS en los complementos dietéticos, que son alimentos preparados que usan los vegetarianos, es el de la etiqueta «biológico o natural». Qué agudeza ¿verdad?

Así pues, una hamburguesa vegetariana preparada no es tan sana como se cree. Ni mucho menos. Recuérdalo la próxima vez que vayas a un Burger King. Según la página web de esta cadena de comida rápida, sus hamburguesas vegetarianas (Veggie Burger) tienen seis ingredientes con GMS camuflados con estos nombres: proteína de soja, extracto de levadura, caseinato de calcio, maíz hidrolizado, aromas naturales e incluso «especias».

¿Cuál es el vínculo biológico entre GMS y obesidad? Este potenciador artificial del sabor, presente en sopas, salsas y condimentos para ensaladas es una excitotoxina, una sustancia que estimula las células nerviosas hasta dejarlas exhaustas, las daña y finalmente las mata.

A nivel celular, el GMS libera formaldehído (el mismo componente químico que se utiliza para conservar órganos y fetos en los laboratorios). El formaldehído se une a las células del ADN y las deteriora. Con el tiempo, el ADN dañado lleva a la formación de diversas enfermedades, entre ellas el cáncer.

Cuando se consume en dosis altas, como en el caso de personas habituadas a comer alimentos procesados o comida basura, el GMS cruza la barrera sanguínea del cerebro. El hipotálamo, la zona del cerebro vinculada con la regulación de la energía y la obesidad, no tiene barrera sanguínea y, según se ha podido comprobar con ratones de laboratorio, el GMS causa lesiones en él, lo que a su vez produce obesidad mórbida.

Pero el GMS no sólo afecta a las células cerebrales. Los receptores del glutamato a los que el GMS se asocia rápidamente están presentes en todo el sistema nervioso, en el corazón y en el tracto intestinal. De modo que el daño celular que causa esa excitotoxina que hace que las patatas chips sean tan ricas y sabrosas, puede extenderse por todos los tejidos corporales.

Los estudios de las leches maternizadas que se dan a los bebés han revelado la presencia de GMS, lo cual indica que la obsesión del americano medio por alimentar a los niños con este tipo de leches puede dar como resultado una generación de infantes con tendencia al sobrepeso.

Según algunos especialistas, el tipo de obesidad vinculada a las excitotoxinas no lo está a la ingesta de alimentos. Esto explicaría, indican, por qué hay personas obesas a las que les resulta difícil perder peso limitando la cantidad de alimentos que toman o la ingesta de grasa o de calorías.

Norteamérica es una nación que se alimenta prácticamente con comida preparada o comida rápida. Siendo el GMS uno de los aditivos más presentes en este tipo de alimentación, no hay que ser un genio para descubrir por qué EE. UU. es un país de gente obesa.

¡No a la comida gratis!

Y ya que hablamos de la obesidad como uno de los principales problemas de salud de EE. UU., ¿qué mejor que empezar con los escolares? Además de vigilar lo que comen en casa, debemos echar un vistazo a lo que comen en las escuelas.

En Norteamérica, en 1946 se inició el Programa Nacional de Alimentación Escolar con el fin de ayudar a los agricultores a vender más a la vez que se contribuía a proveer a las escuelas de alimentos nutritivos. El Departamento de Agricultura de EE. UU. reembolsaba a las escuelas por cada comida gratis 2,57 dólares, 2,17 por una comida de precio reducido y 24 céntimos de dólar por cada comida abonada en su totalidad.

Pero en un momento dado empezaron a aparecer en las bandejas escolares comida preparada e incluso comida rápida: nuggets de pollo, pizza y barritas energéticas; alimentos que los críticos señalan como causantes de la obesidad y la diabetes de los escolares.

Mientras el Departamento de Agricultura norteamericano justifica el repartir a nuestros hijos alimentos sustanciosos, grasosos y de poca calidad, hay una corriente crítica que señala que el Gobierno federal de EE. UU. ha favorecido rápidamente a las empresas alimentarias, cuyos excedentes acaban en las insospechadas bandejas de comida de los muchachos.

En el año 2007 costó 9000 millones de dólares alimentar a 30 millones de escolares, un precio considerable para promocionar la obesidad, las enfermedades cardíacas y una multitud más de enfermedades en los niños. Ha habido grupos que han hecho mucha presión para acabar con esto, pero se han tropezado con quienes temen perder la bicoca de las comidas gratis. Esto cuesta millones, miles de millones de dólares que pagan los contribuyentes.

La buena noticia es que hay grupos que han podido demostrar que las propias escuelas pueden hacerse cargo de sus menús y sus cocinas. Hay algunas, como en Berkeley, California, y en Hawái, que están utilizando las estructuras del Departamento de Agricultura norteamericano pero que cocinan comida casera, con alimentos biológicos procedentes de la agricultura local.

Dulce rendición

Se venden con nombres sencillos como Equal, NutraSweet y Splenda, pero los edulcorantes artificiales –bajos en calorías o con cero calorías–, son sustancias químicas altamente tóxicas. Aun así están entre los aditivos más extendidos y utilizados al menos en 6000 productos alimenticios y refrescos y bebidas en todo el mundo.

He aquí una muestra de lo poderosos que son: la sacarina es 400 veces más dulce que el azúcar normal; el aspartamo es 200 veces más dulce; y el neotame parece ser el más dulce de todos ellos, de ahí que se le llame el «superaspartamo».

La sucralosa, cuyo nombre comercial es Splenda, es otro popular edulcorante. No es de extrañar que sea el favorito de las empresas de bebidas y refrescos: cero calorías pero un extraordinario dulzor.

Mientras lees este apartado párate a considerar lo siguiente: según datos estimados, en las estanterías de cualquier supermercado puedes encontrar hasta 600 alimentos y bebidas que contienen aspartamo.

Entre ellos están los chicles y caramelos, diversos tipos de helados, batidos, suplementos alimenticios y vitaminas, tés y cafés instantáneos, cereales para el desayuno y bebidas dietéticas, incluidas las colas.

Entre todos los edulcorantes, el aspartamo ha recibido especial atención por dos razones: la primera las controvertidas circunstancias en las que fue aprobado durante la Administración Reagan.

El presidente norteamericano Ronald Reagan era «amigo» de G. D. Searle & Co, la empresa que patentó el aspartamo y que ganaba billones de dólares vendiéndolo a las grandes empresas de refrescos. Hay que recordar que esto sucedía cuando la industria de alimentos y refrescos empezaba a despegar, justo antes de llegar a ser la industria archimillonaria que es hoy día.

La segunda razón es el alud de quejas y protestas acerca de sus efectos secundarios, protestas de médicos y pacientes.

Los efectos del aspartamo están documentados por la Agencia Norteamericana de Alimentos y Medicamentos (FDA, según sus siglas en inglés). En 1995, la Ley de la Libertad de Información (una ley que otorga a todos los miembros de Estados Unidos el derecho al acceso de información federal del Gobierno) obliga a mostrar una lista de 92 síntomas provocados por el aspartamo sufridos por miles de víctimas. En 1996, la FDA deja de aceptar quejas y niega la existencia de esa lista.

El aspartamo tiene tres ingredientes principales: ácido aspártico, fenilamina y metanol (alcohol metílico o alcohol de madera). Además produce un subproducto llamado dicetopiperacina. Este edulcorante actúa sobre el sistema nervioso del mismo modo que el GMS. Se trata de una excitotoxina que provoca el deterioro y la muerte celular. Al igual que el GMS, el aspartamo está vinculado con lesiones en el hipotálamo y por consiguiente con la obesidad. Gran número de personas con sobrepeso que devoran colas se refugian, por decirlo de algún modo, en las colas llamadas «de dieta». Ello se debe a que este tipo de bebidas no contienen la enorme cantidad de calorías que aporta el jarabe de maíz. Pero la próxima vez que te llegue a las manos una de de esas «bebidas inteligentes», recuerda la palabra aspartamo y las muchas enfermedades que puede producir.

Investigadores y médicos han descubierto que el aspartamo actúa como un veneno lento, ya que sus efectos secundarios pueden tardar años en aparecer. Entre los síntomas más frecuentes se encuentran los de pérdida de memoria, obesidad, tumores mamarios, cerebrales y testiculares; ataques epilépticos, coma y cáncer. Y lo que es peor, según parece los síntomas de envenenamiento por aspartamo camuflan los de algunas enfermedades como fibromialgia, esclerosis múltiple, lupus, TDAH (trastorno de atención por hiperactividad), diabetes, alzhéimer, fatiga crónica y depresión. Esto hace que sea muy difícil de diagnosticar.

El aspartamo es un veneno sinergético de metanol, y se sabe que el metanol causas graves problemas fetales y también trastornos graves del desarrollo, como el autismo y el déficit de atención entre los usuarios del aspartamo.

A pesar de estas devastadoras investigaciones y de los empíricos descubrimientos, las inteligentes campañas publicitarias se las han ingeniado para hacer creer a todo el mundo que el aspartamo y otros edulcorantes artificiales son simples aditivos inocuos que prestan a los alimentos y a las bebidas un sabor dulce y delicioso que ayuda a mantenernos delgados o incluso a deshacernos de unos cuantos kilos.

Pero éste es el doble varapalo que reciben las personas con sobrepeso: no se trata tan sólo de un refresco, de un producto dietético, es un producto manipulado químicamente con aspartamo que lo que hace realmente es estimular las ganas de tomar hidratos de carbono y hacer ganar peso. Contiene formaldehído, el cual se almacena en las células grasas, especialmente en caderas y muslos. Una bolsa de patatas fritas, ¿alguien quiere?

Mentiras dulces, verdades amargas

¿Por qué es la cola la bebida más popular del mundo? Gracias, por supuesto, a un astuto márquetin (hay quien diría que a colosales mentiras). Es ciertamente irónico que ese márquetin obnubilante y adictivo contribuya a dos de las epidemias más preocupantes de EE. UU.: la obesidad y la diabetes.

Si fueran los especialistas en salud y los médicos los que etiquetaran una botella de cola leeríamos esto: pesticidas, conservantes carcinógenos (benzoato de sodio), potenciadores tóxicos del sabor (GMS); edulcorantes artificiales tóxicos en las «bebidas dietéticas» (aspartamo); azúcar a diestro y siniestro en las bebidas comunes (sacarosa y jarabe de maíz); una neurotoxina (cafeína); vitaminas sintéticas en productos «saludables»; y montones de pleitos por demandas colectivas.

Pero ¿por qué las bebidas de cola hacen ganar peso? La respuesta está en cuatro inofensivas letras: JMAF, jarabe de maíz rico en fructosa. Presente en la mayoría de los refrescos y alimentos procesados, el JMAF es un azúcar refinado con un sólo propósito: endulzar un producto. De ese modo, añaden a nuestro organismo muchas calorías vacías (calorías con valor nutritivo cero, al contrario del azúcar natural) y nos hacen ganar peso.

EL JMAF, el edulcorante sintético más popular y el sustituto del azúcar en EE. UU., está hecho de maíz. Está producido a partir de enzimas genéticamente modificadas que convierten la fécula del maíz en glucosa, que a su vez se convierte en fructosa.

No es ningún secreto que el JMAF está vinculado directamente al aumento de peso. Los especialistas dicen también que es el factor más significativo en la epidemia de obesidad que asola EE. UU. Pero ¿cómo hace exactamente el JMAF para crear grasa?

Este edulcorante acumula calorías, las cuales se convierten directamente en grasas, y también eleva el nivel de triglicéridos en la sangre. Pero aún hay algo más atroz en su funcionamiento. El JMAF no produce la respuesta de saciedad que aparece cuando se toman otros alimentos, al contrario, hace creer al cerebro que el cuerpo necesita comer más. Por el contrario, cuando comemos hidratos de carbono que se trasforman en glucosa, el páncreas libera insulina para metabolizar la glucosa, proceso en el cual nos sentimos saciados y dejamos de comer.

En cambio, cuando te tomas una lata de cola, el JMAF que contiene no estimula el páncreas para que produzca insulina. Tampoco aumenta el nivel de leptina, una hormona producida por las células grasas del organismo. Cuando la leptina llega al flujo sanguíneo actúa en el hipotálamo (el cual regula el metabolismo) para general la respuesta de saciedad. Esto indica al cerebro que uno ya ha ingerido las calorías suficientes y que debe dejar de comer.

El JMAF tampoco disminuye el nivel de ghrelina, una hormona del crecimiento que aumenta el apetito. Las bebidas de cola, por consiguiente, desbaratan el metabolismo y malogran las señales que controlan el apetito y el peso corporal, de manera que el consumidor de este tipo de bebidas suele desear tomar cada vez más este delicioso y perjudicial dulce.

Es curioso que cuando en los años setenta las empresas de alimentos preparados y de refrescos empiezan a sustituir el azúcar de caña líquido por JMAF, el problema de la obesidad en EE. UU. comienza también a aumentar de manera alarmante. Los investigadores no creen que esto sea una mera coincidencia.

El maíz es uno de los tres principales cultivos norteamericanos (maíz, algodón y soja), y el aumento del uso del JMAF supone una gran alegría para la agricultura. Las estadísticas señalan que entre

1970 y el 2000 (el consumo anual medio de JMAF era de 34 kilos por persona) la cifra de obesos en EE. UU. pasó de un 15 por 100 a un tercio de población afectada.

Hay que recordar que las bebidas de cola, las cuales contienen de 8 a 10 cucharaditas de azúcar, o de 130 a 150 calorías, constituyen una de las principales fuentes del azúcar refinado que consumimos. La ingesta total de azúcar del norteamericano medio –incluyendo el azúcar refinado, el jarabe de maíz rico en fructosa y los edulcorantes artificiales– es de 64,5 kilos al año, o, aproximadamente, 1,13 kilos a la semana, según un informe de la cadena CBS de junio del 2007. Estas cifras han aumentado un 23 por 100 en los últimos 25 años, y constituyen la principal causa del vertiginoso ascenso de los índices de obesidad y diabetes.

Las buenas noticias son que el JMAF no es dañino en sí mismo, es decir, no produce cambios permanentes en la química corporal, por lo que uno puede dejar de tomarlo y sus efectos se detienen. De manera que si se abandona el consumo de cola, la ansiedad por comer que suele producirse disminuye.

Las malas noticias son que aunque uno abandone el consumo de las bebidas de cola, no evita el JMAF ya que se trata de una sustancia presente en muchos alimentos preparados. Es barato, se mezcla bien con otros ingredientes, alarga la vida del producto, evita las llamadas «quemaduras de congelación» en las carnes y otros alimentos, y evita que el pan se endurezca. Se usa también en el kétchup e incluso en los yogures desnatados o bajos en grasa.

Hoy día se encuentran en las estanterías de los supermercados más de 40.000 productos de alimentación. El 98 por 100 e ellos no tienen nada que ver con lo que la naturaleza nos tiene reservado para alimentarnos. Nuestro sistema digestivo no está preparado para asimilar alimentos a los que se les ha privado de su energía natural, de su fuerza intrínseca, o a que se han manipulado y alterado hasta hacerlos totalmente inútiles, independientemente de los maravillosos ingredientes que leamos en sus etiquetas.

Si son alimentos creados en laboratorio, como ocurre con la gran mayoría de ellos, no podemos considerarlos como tales. Más bien al contrario. Se han convertido en venenos, y empiezan a envenenar nuestros organismos en las primeras etapas de la vida, de niños.

Los niños constituyen gran parte de la población consumidora de azúcar. Las cifras de obesidad infantil son igualmente alarmantes *(véase* el capítulo 13). La obesidad en jóvenes de 12 a 19 años pasó del 4,2 por 100 en 1970 a un 15,3 por 100 en el 2000.

Si a ello le añadimos el aumento del sedentarismo infantil, el resultado es un panorama aún menos saludable. Los niños dedican un promedio de cinco a seis horas diarias a actividades sedentarias, como ver la televisión, utilizar el ordenador o jugar a videojuegos

Hoy día a los niños se los bombardea y se les lava el cerebro con anuncios bien ideados realizados por cadenas de alimentación y otros proveedores de productos ricos en grasas y azúcares.

Pero mentir para atraer a los jóvenes adictos a los refrescos de cola es una táctica de la que las empresas de estas bebidas han sido acusadas repetidas veces. En Australia, en julio del 2009, Coca-Cola fue obligada a clarificar su postura con respecto a las declaraciones engañosas contenidas en uno de sus anuncios, el de la campaña «Las madres rompen mitos».

La campaña publicitaria la protagonizaba una popular actriz australiana, Kerry Armstrong, y en ella se promocionada el refresco como una bebida «saludable para los chavales». Coca-Cola quería desbancar los «mitos» como los de que la bebida está «llena de conservantes y colorantes artificiales», que «engorda», originariamente «era de color verde», «antes contenía cocaína» y que «estropea la dentadura».

La cruel realidad es que las bebidas de cola, por definición, contienen cantidades significativas de conservantes, cafeína, azúcares refinados y otros ingredientes.

Según un estudio californiano publicado en septiembre del 2009, el consumo diario de una o más de estas bebidas aumenta un 27 por 100 las posibilidades de ser obeso. En el estudio se descubrió asimismo que nada menos que un impresionante 62 por 100 de los adultos que beben al menos una cola al día tienen sobrepeso o son obesos.

Mantequilla entera: totalmente saludable

La mayoría de las dietas y de los nutricionistas afirman que la mantequilla es algo totalmente prohibido para cualquier persona que quiera perder peso. Por eso esto te sorprenderá: la mantequilla puede tener efectos adelgazantes.

Pero antes de entrar en detalles, aquí tenemos unos datos que dan que pensar. En EE. UU., en las décadas de 1920 a 1960, las cardiopatías se erigieron en el factor de mortandad número uno, casi al mismo tiempo que el consumo de mantequilla cayó de los 8 kilos por persona al año a 1,8 kilos.

Si bien la mantequilla debería haber dejado su papel de culpable, siguió siendo la villana que facilitaba las enfermedades del corazón, la obesidad y la diabetes, tres de los más grandes problemas de salud a día de hoy de la sociedad norteamericana.

¿Es pues una mera coincidencia la intervención de los fabricantes de margarina convenciendo al crédulo público de que han descubierto un saludable sustituto a la mantequilla? ¿Podría haber sido la margarina el improbable culpable?

La mantequilla aporta al organismo ácidos grasos esenciales, mantiene el equilibrio hormonal, es buena para el corazón, agudiza la vista y mantiene la piel hidratada. Así pues, si eliminamos la mantequilla de nuestra dieta, dañaremos nuestra salud. Esta sustancia, utilizada en las culturas antiguas como oferta a los dioses, es un alimento natural y la mejor manera de tomarla es cruda y de origen biológico. La mantequilla de leche cruda, hecha de la crema de leche fermentada, es todavía más saludable.

Por otro lado, la margarina es un producto industrial, un plástico, producido químicamente a partir de aceites refinados poliinsaturados e hidrogenados para hacerla viscosa.

Aquí tenemos 10 razones por las que la mantequilla de leche cruda constituye un alimento saludable en nuestra dieta:

1. Ayuda al organismo a absorber la vitamina A que éste necesita para su salud tiroidea y adrenal.
2. Contiene lecitina, que contribuye a metabolizar el colesterol.

3. Contiene antioxidantes que protegen de los radicales libres.
4. Fortalece el sistema inmunitario.
5. Constituye una gran fuente de vitaminas E y K.
6. Es una enorme fuente de selenio, un mineral esencial.
7. Sus grasas saturadas salvaguardan de los tumores y el cáncer.
8. La vitamina D de la mantequilla es esencial para la absorción del calcio.
9. Contiene mucho yodo.
10. Protege de infecciones gastrointestinales.

Pero ¿qué hay de malo en la mantequilla fabricada? Pues que la mantequilla industrializada está hecha de leche o crema pasteurizada y es nutricionalmente pobre.

La pasteurización es un proceso en el que se utilizan altas temperaturas para acabar con las bacterias y otros organismos nocivos. Pero en ese proceso se destruyen también las bacterias «buenas», las enzimas activas, el contenido vitamínico de la leche y se desnaturalizan las frágiles proteínas de ésta.

Ahora bien, ¿de dónde se saca la mantequilla de leche cruda? La venta de este tipo de mantequilla está prohibida en EE. UU. pero se puede hacer en casa.

Todo está en el aceite

Aún hay algo más que te sorprenderá, querido lector. Al igual que la mantequilla natural, el aceite de coco no sólo es saludable, sino que también tiene propiedades adelgazantes. Si deseas perder peso, busca un aceite de coco natural, biológico y extra virgen.

De manera contraria a los aceites refinados, el aceite de coco virgen contiene aceites grasos esenciales (excepto los ácidos omega 3 y 6, que se pueden conseguir de otras fuentes) que aportan diversos beneficios para la salud y el adelgazamiento.

La mayoría del aceite que usamos para cocinar nuestros alimentos es aceite refinado. A fin de hacerlo más duradero, los fabricantes le extraen los ácidos grasos, y con ello sus principales nutrientes.

Gran parte de los «aceites saludables» de las tiendas de alimentación carecen de ácidos grasos esenciales y son nutricionalmente deficientes.

Una persona adulta puede consumir unas 3 o 4 cucharadas de aceite de coco en la dieta diaria sin riesgo a ganar peso, si bien ha de incrementar la ingesta de manera lenta y gradual. Se trata de un aceite con ácidos grasos de cadena media, fácil de digerir y que acelera el metabolismo. En cambio, los ácidos grasos de cadena larga (en los aceites poliinsaturados) necesitan más tiempo para descomponerse y se acumulan como grasa en el cuerpo más fácilmente.

Hay estudios que indican que los ácidos grasos de cadena media queman incluso las grasas acumuladas. De este modo es como el aceite de coco ayuda a perder peso. Este aceite virgen ralentiza la digestión y hace que uno tenga sensación de saciedad durante más tiempo, algo que impide el picoteo entre comidas.

Los hidratos de carbono cocinados con aceite de coco tardan más en descomponerse y digerirse, lo que hace que el azúcar y la glucosa en sangre suelan permanecer más estables y no fluctuar.

El aceite de coco virgen es rico en ácido láurico, un AGE de cadena media. El ácido láurico es una potente sustancia antiviral, antibacteriana y antifúngica, y elimina las variedades más importantes de la *Candida albicans*. Este ácido reduce la ansiedad de ingerir hidratos de carbono. Este aceite es además un potente agente desintoxicante, limpia el organismo de toxinas, mantiene el sistema digestivo sano y nutre las células corporales, todo ello primordial para restablecer el peso óptimo.

Desintoxicar el organismo con aceite de coco es importante para perder peso porque disuelve y elimina las toxinas que se quedan acumuladas en los depósitos grasos, haciendo así que la acumulación de grasas sea cada vez más innecesaria. Cabe recordar que la grasa acumulada es un mecanismo de supervivencia para almacenar las toxinas atrapadas en el tejido graso. Esto puede explicar por qué el aceite de coco contribuye a la formación de músculos magros, por lo que es el favorito de los culturistas, los entrenadores físicos y los atletas olímpicos.

Aceites «buenos» y aceites «malos»

El concepto de grasas y aceites es un tanto difícil de entender, o al menos eso es lo que las empresas alimentarias desean que pensemos. Los fabricantes de aceites y alimentos nos han lavado el cerebro y nos han hecho creer que las grasas saturadas son malas y las insaturadas buenas.

Pero eso no es cierto. Existen tantas grasas saturadas saludables para el organismo como grasas insaturadas perjudiciales. El único factor que determina si una grasa es buena o mala es que ésta sea natural o esté refinada o manipulada.

Cuando la margarina y otros productos refinados e hidrogenados entraron en el mercado alimentario norteamericano, los aceites de coco, de lino y de pescado desaparecieron de los estantes de las tiendas de comestibles. La campaña que inició la emergente industria alimentaria contra los aceites naturales y las grasas beneficiosas, como el aceite de coco, fue exacerbada por unos grandes medios desinformados que culpaban a las grasas saturadas de la ola de ataques de corazón que repentinamente empezaban a atemorizar a la población norteamericana.

Durante treinta años o más, el aceite de coco y otros aceites naturales desaparecieron de las tiendas de alimentación, pero recientemente ha vuelto a reaparecer en las tiendas de alimentos sanos. Éstos se vieron sustituidos por aceites baratos, como el aceite de soja, el de semillas de algodón y el de colza.

Los aceites refinados son responsables de graves problemas gastrointestinales, entre ellos el reflujo ácido, el síndrome de colon irritable, la enfermedad de Crohn, el estreñimiento y el cáncer de colon.

Para mantener sanas y funcionando adecuadamente los millones de células corporales del organismo es necesario un aceite saludable. La membrana de plasma de las células, la cual juega un papel activo en la absorción de la glucosa, debe contener un complemento de ácidos grasos insaturados tipo cis w=3.

Cuando las membranas celulares tienen un buen fluido absorben más fácilmente las moléculas de glucosa para generar energía, lo que a su vez equilibra el azúcar en sangre.

Con la ingesta regular de grasas y aceites refinados (en contraste con los aceites prensados en frío y grasas no modificadas), las membranas celulares empiezan a perder sus ácidos grasos saludables y los sustituyen por dañinos ácidos grasos trans. Como resultado de ello, las membranas se vuelven más gruesas, rígidas y pegajosas, e inhiben el mecanismo de transporte de la glucosa, lo que da como resultado un nivel de azúcar en sangre más alto. Esto provoca una reacción en cadena y afecta a diversos órganos y sistemas.

A fin de enfrentarse a una mayor cantidad de azúcar en sangre, el páncreas libera más insulina, lo cual produce inflamación en todo el cuerpo. El hígado intenta convertir el exceso de azúcar en grasa, almacenada en las células adiposas, y esto hace que el cuerpo engorde.

El sistema urinario, para eliminar el resto de azúcar en sangre, se pone a trabajar a toda marcha. Finalmente, todo el cuerpo llega a una situación estresante debido a la falta de energía celular.

Las glándulas adrenales responden aportando a la sangre una cantidad extra de hormonas del estrés, lo que crea cambios de humor, ansiedad y depresión. Las glándulas endocrinas también funcionan mal.

El páncreas, sobreestimulado por la demanda constante de insulina extra, no funciona adecuadamente. El peso corporal va aumentando un poco más cada día. El corazón y los pulmones empiezan a congestionarse y no facilitan oxígeno a las células corporales, incluidas las cerebrales, de manera adecuada.

En definitiva, un simple error en la dieta afecta prácticamente a todos y cada uno de los órganos corporales.

3

La historia por dentro

Nuestro bienestar y nuestra salud física están más íntimamente conectados con nuestras tripas e intestinos de lo que creemos, después de todo, ahí es donde todo empieza y acaba. En la digestión y la eliminación de los residuos, y por supuesto, en todo lo que sucede mientras dura ese proceso.

En pocas palabras, lo que comemos, cómo lo asimilamos y lo que permanece en el organismo, más que lo se elimina, todo ello es lo que da lugar a las enfermedades que sufrimos. La obesidad es una de las consecuencias más directas y obvias del camino a lo que yo llamo «crisis de toxicidad».

Añadámosle a esto la conexión mente-cuerpo y entraremos en una nueva y completa dimensión. Ese mismo proceso es aplicable a la mente humana: los pensamientos y sentimientos que nos preocupan, cómo nos enfrentamos a ellos y las cosas que nos cuesta dejar atrás es lo que da lugar a las toxinas emocionales *(véase* el capítulo 4: «El gran árbol»).

En un mundo perfecto, la mente y el cuerpo actuarían en tándem para producir salud y felicidad. Pero, ¿qué sucede cuando los intestinos y el sistema linfático están intoxicados y congestionados?

La obesidad es generalmente el resultado de una intoxicación y una congestión interna que se inicia en el hígado, el intestino delgado, el intestino grueso y, finalmente, en el sistema linfático. Se trata,

47

claro está, de un proceso un poco más complejo del que no escapa el hecho de que los individuos con sobrepeso están en realidad autoenvenenándose.

Los especialistas en temas de nutrición convencionales quieren hacernos creer que es lo que comemos y el ejercicio que hacemos lo que determina que tengamos o no sobrepeso, y no dicen cómo deshacernos de esos kilos de más. Se trata del enfoque para perder peso basado en el control de la ingesta de calorías diarias. Esos «profesionales» optan por unas dietas complejas y sofisticadas y elaboran unas impresionantes fórmulas matemáticas para hacer el recuento de calorías que uno gana y pierde en cada fase. Si a ello se le añade algún consejo de sentido común, unos hábitos alimenticios regulares y un sueño reparador, el plan perfecto para perder peso está servido. O al menos eso es lo que quieren hacer creer.

El hecho es que los alimentos que tomamos son cruciales para determinar nuestra salud, y que quemar grasas o calorías haciendo ejercicio físico duro es absolutamente innecesario. Llevar al límite la resistencia física es una brutalidad e indica muy poco aprecio por el propio cuerpo.

En general, los planes convencionales para reducir peso se dirigen sólo a los que uno ve, es decir, a los síntomas patológicos: un michelín debajo del diafragma, lorzas aquí y allá, barriga y celulitis en piernas y brazos. Y claro está, existe una serie de ejercicios para cada parte del cuerpo que ha acumulado un exceso de grasa.

¿Por qué esos planes para perder peso no enfocan la causa de la obesidad? ¿Por qué siente el cuerpo la necesidad de acumular kilos? ¿De qué se está defendiendo? ¿Y qué tipo de crisis de toxicidad subyace en la obesidad?

Energía dinámica

Lo que da fortaleza a nuestra existencia es la fuerza vital del chi o prana; a cargo de la digestión de los alimentos que tomamos está el agni, o fuego digestivo; y determinando el movimiento de los flujos y de la energía en nuestros tejidos, órganos, músculos y corriente sanguínea están los tres doshas ayurvédicos: vata, pitta y kapha *(véase el capítulo 12: «Energía, no ejercicio»)*.

Cada dosha se distingue de los otros por su tipo de energía, los procesos biológicos que gobierna y sus ciclos y ritmos naturales.

Las alteraciones de la energía natural que fluye por todo el cuerpo y mantiene vivo al individuo son las que causan trastornos en las funciones digestivas, en la eliminación de desechos y en los procesos inmunitarios. Finalmente, ello lleva a un estado de intoxicación y congestión interna.

Cuando se acumulan toxinas en el hígado, el estómago los intestinos y el sistema linfático, estos órganos se envenenan, se deforman y pierden sus formas y funciones habituales en un intento por ajustarse a su nuevo pero insano entorno.

Así se inician la obesidad, los problemas gastrointestinales y otras tantas enfermedades, como el cáncer. Pero antes de entrar a descubrir estos procesos y las consecuencias del mal funcionamiento, déjame lector que te diga algo que te sorprenderá.

¿Sabías que los cálculos biliares pueden provocar fuertes dolores de espalda? Una vesícula biliar fuertemente congestionada no sólo lleva al hígado graso y a la acumulación de peso en torno a la cintura, sino que además provoca dolores espasmódicos en la espalda.

¿Es pura coincidencia que más del 60 por 100 de los norteamericanos tenga problemas de espalda y que prácticamente ese mismo porcentaje de individuos tenga sobrepeso? Ambos problemas tienen en común un sistema digestivo obstruido, agotado y con un mal funcionamiento.

Como podemos ver, las causas clave de muchos síntomas y enfermedades no suelen ser obvias. Existe una lógica suprema y un ritmo para cada proceso biológico y para sus interacciones. Tratarlos de manera sintomática, como hace la medicina alopática, significa alejarse aún más de sus causas.

Si sigues leyendo, te darás cuenta de que el cuerpo humano busca constantemente el equilibrio propio. Cuando las cosas funcionan mal, el cuerpo intenta compensarlo y lo hace deformándose literalmente. Esto sucede cuando el organismo no puede ya con la sobrecarga: la crisis de toxicidad se manifiesta como una enfermedad. A fin de que el lector tenga una perspectiva más clara del proceso de la enfermedad, he recurrido a algunos conceptos básicos de la medicina ayurvédica, el sistema sanitario natural más antiguo y completo.

Una vez se comprende cómo se crea la enfermedad, se comprende también como se revierte.

Digestión: el centro de la existencia

El proceso digestivo se inicia realmente en la boca, allí, la comida es predigerida por la saliva, la cual comunica además al páncreas y al intestino delgado que empieza un proceso. Estos órganos liberan las enzimas y minerales adecuados para descomponer los alimentos en porciones pequeñas. Masticar a conciencia cada bocado no sólo es necesario para la predigestión sino que además, según indican las investigaciones realizadas, la masticación reduce la producción de hormonas de estrés.

Comer, lo que significa ingerir calorías, es generalmente un proceso estresante para los individuos que sufren sobrepeso, los lleva a un estado de ansiedad, miedo e inseguridad que les hace masticar más rápido.

Una vez que el alimento llega al estómago, las enzimas salivares siguen digiriéndolo durante una hora más. Sólo en ese momento es cuando el estómago empieza a segregar los llamados jugos gástricos: ácido clorhídrico, enzimas, sales minerales, mucosidad y agua.

El ácido destruye los microbios y parásitos dañinos que están presentes de manera natural en los alimentos, así como sustancias dañinas como los aditivos alimentarios y las sustancias químicas. Por otro lado el organismo libera enzimas especiales que actúan sobre las proteínas.

Una vez que los alimentos quedan suficientemente saturados de ácido pasan al intestino delgado, que mide aproximadamente unos seis metros. Este órgano con forma de tubería enrollada es el responsable de la mayoría de la digestión de sustancias químicas y de la absorción de nutrientes, sales y agua.

El hígado, de manera simultánea, fabrica bilis y el páncreas contribuye con las enzimas digestivas, los minerales y el agua para descomponer los almidones. La bilis por su parte metaboliza las grasas y las proteínas.

Las paredes del intestino delgado absorben los nutrientes metabolizados y éstos pasan a la sangre, la cual los lleva al hígado para su desintoxicación. El resto es desintoxicado por el sistema linfático.

El agni, o fuego digestivo que «cocina» los alimentos y sus nutrientes mientras son procesados, es el que pone en marcha los complejos procesos metabólicos de la digestión. La bilis es la que alienta el agni, sin ella ninguno de los otros jugos digestivos podrían por sí solos descomponer los alimentos en nutrientes.

No hay que subestimar el papel de la bilis, la cual en un entorno congestionado produce cálculos o piedras que contribuyen a la enfermedad y al aumento de peso. La bilis, que es alcalina, diluye el ácido clorhídrico, y posibilita que el intestino secrete las enzimas digestivas necesarias para el proceso metabólico.

Un pH intestinal excesivamente ácido bloquearía la secreción de enzimas y supondría un gran impedimento para una adecuada digestión de los alimentos. Mientras que la secreción biliar procedente de los conductos biliares y de la vesícula permanezca libre de cálculos, la buena digestión de los alimentos está prácticamente asegurada, dado que uno toma alimentos frescos y saludables.

Los hidratos de carbono y azúcares refinados y los aditivos químicos de los alimentos y refrescos manipulados disminuyen significativamente el agni. Ninguna de esas sustancias son naturales, y todo lo que no es natural y, lo que es peor, se consume de manera regular y en grandes cantidades, bloquea el fuego digestivo.

Aquí es donde se inicia la crisis de toxicidad y las bases de la obesidad. Cuando el agni es deficiente, los alimentos no digeridos no pueden pasar por las paredes intestinales hasta el flujo sanguíneo, y las bacterias destructoras empiezan a fermentarse y a pudrirse en los intestinos.

Se pone en marcha una cadena en reacción en la que están involucrados las bacterias, las toxinas y los gases tóxicos que después afectarán a las funciones digestivas. Con el tiempo, la capacidad intestinal para absorber los nutrientes va disminuyendo enormemente.

Cada vez se van generando más toxinas y desechos, lo cual lleva a una congestión del tracto intestinal, por no hablar del daño que ello causa de paso en el hígado. En este punto, los alimentos se han convertido en veneno.

He aquí un dato sorprendente: a un tercio de la población mundial de Occidente se le ha diagnosticado problemas digestivos. Si echamos un vistazo a las dietas y el estilo de vida norteamericanos sabremos por qué.

El intestino delgado muestra claramente la conexión cuerpo-mente. El córtex cerebral, que controla el pensamiento, está íntimamente relacionado con el proceso digestivo. Por consiguiente, no sólo los alimentos sino también nuestros pensamientos deben ser adecuadamente «digeridos» o asimilados de manera que no puedan causarnos ningún daño.

Los pensamientos no digeridos tienen un efecto tóxico en el cuerpo de manera global y en el sistema digestivo de manera particular. El miedo, la rabia, los traumas, la ansiedad y otras emociones negativas pueden quedar durante mucho tiempo bloqueados en la memoria celular de los intestinos, y ello sin dar muestras claras de su presencia. Una vez que han llegado a cierto grado de concentración, pueden irrumpir de manera espontánea y alterar la personalidad del individuo de manera negativa.

Dicho de otro modo: si un individuo se siente con frecuencia alterado, enfadado, preocupado o simplemente desdichado, está predispuesto a sufrir una «indigestión mental», pero también una indigestión física. Los desequilibrios en el intestino delgado se caracterizan por la acumulación de problemas internos, ya sean alimentos mal digeridos o conflictos emocionales no resueltos.

Es interesante señalar que la llamada «hormona de la felicidad» se produce en el sistema digestivo. En realidad, el 95 por 100 de la serotonina se produce en el sistema digestivo y regula sus funciones; sólo un 5 por 100 de esta sustancia se produce en el cerebro. La infelicidad disminuye las secreciones de serotonina y por consiguiente debilita los procesos digestivos.

El proceso inverso es igualmente cierto: cuando uno sufre indigestiones crónicas o bien consume de manera habitual alimentos refinados, desnaturalizados y manipulados, empieza a acumular sustancias tóxicas en los intestinos. Estas sustancias aumentan el nerviosismo, la hiperactividad y otras condiciones emocionales.

Resumiendo: podemos afirmar a grandes rasgos que las toxinas acumuladas en los intestinos son los elementos físicos homólogos de los pensamientos negativos. Por medio de la conexión cuerpo-mente, los pensamientos y sentimientos negativos se trasforman en sustancias tóxicas y viceversa.

La linfa: el purificador natural

Más de dos tercios del sistema inmunitario están situados en los intestinos, y dado que estos se ocupan tanto de las toxinas físicas como de las mentales, actúan como nuestro sistema sanitario físico y mental.

La obesidad, incluida la celulitis grumosa, es una de las muchas dolencias resultantes de un sistema linfático congestionado, un sistema que forma una parte muy importante de las defensas inmunitarias naturales del organismo. Otras de esas enfermedades son la esclerosis múltiple, la fibromialgia, el síndrome de fatiga crónica y el cáncer, la última opción contra las toxinas.

Pero ¿qué es exactamente el sistema linfático? Imaginemos una red de desagües flotantes en el interior de nuestros órganos que expulsan al exterior las toxinas de los tejidos, la sangre y las células de nuestro organismo.

El sistema de drenaje se llena de un flujo formado por las células que trasportan, atacan y destruyen venenos: residuos metabólicos, restos de alimentos no digeridos, proteínas animales, sustancias químicas procedentes de fármacos y de alimentos preparados, restos celulares y exceso de flujo de los espacios extracelulares o intracelulares.

Parte de esta red de drenaje del cuerpo se localiza entre otros lugares en la médula espinal, la glándula timo, el bazo, el apéndice, las amígdalas y los adenoides.

El tejido linfático se conecta en diferentes partes del cuerpo por medio de una red de vasos, son los llamados vasos linfáticos, lo cuales pasan por unos centros purificadores, los ganglios, localizados en axilas, pecho y abdomen.

La linfa –de 6 a 8 litros en 3,5 a 5 litros de sangre– se mueve a través de los ganglios linfáticos, los cuales actúan como centros purificadores. Sin embargo, cuando el flujo linfático y el sistema inmunitario se inundan de venenos y sustancias de desecho provenientes del intestino delgado y el hígado, el organismo pierde su capacidad de autopurificarse.

La mayoría de los problemas intestinales suceden por la ingesta alimentos dañinos. Los alimentos precocinados o procesados producen fuertes efectos irritantes en las mucosas que protegen todo el canal alimentario, desde la boca al ano, esos alimentos son los desvitalizados, procesados, radiados, refinados, cocinados con microondas y envasados.

Los alimentos que generan muchos ácidos, como la carne, el pescado, los huevos, el queso, el azúcar refinado, la sal de mesa, el chocolate, los caramelos, los zumos de fruta industriales, el café, el alcohol, los refrescos, las drogas y los fármacos irritan también la mucosa intestinal.

Puesto que el organismo no puede digerir y utilizar nada que sea potencialmente dañino para él, esas sustancias realizan dos trasformaciones bioquímicas: la fermentación y la putrefacción.

Los estudios realizados indican que los alimentos refinados y procesados si se mezclan con el alcohol y las carnes rojas forman una combinación letal. Pero una dieta rica es este tipo de alimentos no sólo potencia con el tiempo la congestión linfática y la obesidad sino que además está asociada a un mayor riesgo de sufrir muchos tipos de cáncer, entre ellos cáncer de mama, de colon y de páncreas.

Los alimentos refinados son muy acidificantes y tienen un exceso de energía de «fuego». Los nutricionistas occidentales convencionales llaman a esos alimentos «calientes», mientras que la medicina china y otras medicinas naturales creen que producen un exceso de energía de «fuego».

Pensemos un momento en el metabolismo de un individuo con exceso de peso. El sobrepeso eleva la temperatura corporal, no sólo porque el exceso de grasa retiene el calor sino porque los órganos corporales necesitan trabajar más para ajustar el peso. Aún estando en reposo una persona con sobrepeso genera más calor que un cuerpo con un peso normal. Si tienes tendencia a engordar, tomar alimentos altos en energía de «fuego» pueden ser una receta eficaz para la obesidad y los problemas digestivos. Incluso en los individuos sin sobrepeso una exposición regular de nuestra mucosa intestinal o nuestra «piel interna» a sustancias irritantes y acidificantes, como el ácido fosfórico y otros aditivos químicos –presentes en los refrescos de cola, por ejemplo–, pueden originar heridas supurantes y la perforación de las paredes intestinales.

¿Sabías, lector, que los desechos procedentes de alimentos indigeridos pueden permanecer en el tracto intestinal semanas, meses e incluso años? Los alimentos que se toman demasiado rápidamente, entre comidas, de madrugada o mal combinados, hacen disminuir el agni, el fuego digestivo. La rabia y el miedo también producen este efecto.

En un tracto intestinal insano, la combinación de mucosidad, toxinas y materia fecal forma lo que la ciencia ayurvédica llama ama, las heces mucosas. Los intestinos empiezan a perder su forma natural al intentar acomodarse a una cantidad extra de materia fecal, y sin otra opción crean protrusiones formadas por capas de la obstructora ama.

El ama es cuna de parásitos y microbios, así como de células cancerosas. Finalmente, el sistema inmunitario sucumbe a esa carga extra de toxinas. Los microbios letales o las dañinas bacterias que normalmente están mantenidos a raya por las bacterias probióticas o bacterias «buenas» empiezan a adueñarse del sistema digestivo. Esos microbios trasforman literalmente en veneno todo lo que tocan. Así pues, no sorprende que un sistema linfático gravemente congestionado lleve a la inflamación estomacal y a la congestión de otras partes del cuerpo. El cuerpo, en un intento desesperado por evitar el envenenamiento de la sangre, empieza a endurecer los tejidos afectados. Ése será el primer paso hacia un proceso ulceroso.

Posteriormente se añaden capas de mucosidad endurecida que forman una gruesa costra alrededor de las zonas afectadas. Esto crea una posterior rigidez del tracto intestinal, lo que a su vez da pie a la obstrucción sanguínea en las paredes intestinales y ello disminuye la motilidad de los intestinos.

Con el tiempo, cuando el sistema inmunitario está completamente colapsado, el cuerpo sufre una crisis de toxicidad. La obesidad no es otra cosa que una crisis tóxica. Cualquier intento de revertir esos procesos destructivos que prácticamente han absorbido todo el sistema pasa por un proceso de desintoxicación. (Véase el capítulo 10: «La limpieza»).

La obesidad y el cáncer están asociados a una grave congestión linfática, y durante años y años han ido surgiendo cada vez más estudios que refuerzan esa asociación.

Uno de esos estudios, realizado por científicos de la Universidad de Ginebra, descubrió una conexión entre obesidad y tumores en mamas. La muestra se hizo con mujeres suizas diagnosticadas con cáncer de mama invasivo entre el 2003 y el 2005. Los científicos de este estudio comprobaron que las mujeres obesas eran más proclives a sufrir tumores en fases III y IV con una ratio de 1,8. En otras palabras, eran en un 180 por 100 más proclives a desarrollar cánceres de mama graves que las mujeres no obesas.

Por otra parte, las mujeres obesas de la muestra eran un 510 por 100 más propensas a tener ganglios linfáticos cancerosos, lo que sugiere que el cáncer puede extenderse a otras partes del organismo.

Otros investigadores sospechan que la hormona leptina puede tener ser un eslabón «perdido» entre obesidad y cáncer. A la leptina, producida en las células grasas del tejido adiposo, se la conoce también como hormona de la saciedad (véase el capítulo 11: «La hora de la verdad»), la cual indica cuándo dejar de comer.

Pero la leptina no hace sólo eso. Esta hormona está implicada también en otros procesos biológicos, desde la reproducción y la lactancia a la diferenciación y proliferación celular. Cuando la leptina o sus receptores no funcionan adecuadamente crece la probabilidad del desarrollo de tumores de mama, según algunos científicos.

Colon: cuando la tubería se atasca

Puede que te sorprenda saber que hay un buen número de personas que han acumulado 18 kilos o más de desechos sólo en el colon. Uno de los órganos más asociados con la obesidad es el intestino grueso o colon, cuyo objetivo principal es preparar los residuos metabólicos para su eliminación.

El colon se mantiene limpio gracias a un órgano que muchos consideran inútil: el apéndice, el cual desarrolla bacterias «buenas» que contrarrestan las bacterias «malas». La bilis hepática ayuda a este pequeño órgano a mantener el colon limpio y ordenado. Eso es algo que no sucede siempre, debido sobre todo a los insanos hábitos diarios. Uno de los indicadores de que los intestinos no están funcionando de manera efectiva es el estreñimiento o bien las deposiciones frecuentes, algo común en las personas con sobrepeso.

Un colon sobrecargado se reorganiza desarrollando una cintura enorme; las sustancias de desecho acumuladas pueden llevar a un prolapso del colon trasversal, lo que a su vez provoca una gran presión en los órganos de la parte inferior del abdomen, entre ellos la vejiga, la próstata o los órganos reproductores femeninos. El resultado de todo ello es que esos órganos pueden llegar a desplazarse y ello a un posterior deterioro estructural y funcional.

Pero la cosa puede ser todavía más grave: un estudio llevado a cabo por la Michigan State University, publicado en mayo del 2009 en la revista *Carcinogenesis,* reveló que el sobrepeso puede incrementar el riesgo de cáncer de colon. Una vez más, el vínculo entre esas dos enfermedades fue la leptina.

Los investigadores descubrieron que el nivel de leptina, la hormona que regula el metabolismo y el hambre, era alto en las personas obesas. También supieron que un nivel alto y crónico de esta hormona induce también a las células precancerosas del colon a estimular la producción de un cierto factor de crecimiento. Esto aumenta el flujo sanguíneo en las células jóvenes malignas, lo cual a su vez estimula el crecimiento de tumores cancerosos.

Riñones: muros de piedra

Los riñones realizan uno de los malabarismos más delicados del cuerpo humano: mantener la concentración ácido-alcalina de sodio y potasio adecuada en la sangre y en los otros fluidos del organismo.

El sodio es un mineral alcalino, mientras que el potasio es ácido. La proporción entre estos dos minerales naturales se expresa como el valor pH (porcentaje de hidrógeno) y es necesario que se mantenga dentro de un margen muy estrecho. Una de las principales razones es que cada una de los 100 billones de células de nuestro cuerpo necesita un valor específico de pH para que puedan realizar incluso sus funciones más básicas. De este trabajo se encargan los riñones.

Si la atmósfera interna de nuestro cuerpo se inclina hacia la acidez, corremos el riesgo de sufrir acidosis, y dependiendo de nuestra dieta corremos el riesgo de sufrir una crisis tóxica. Por otra parte, si la sangre y otros fluidos del organismo se inclinan hacia una excesiva alcalinidad, el riesgo es de alcalosis o alcalemia.

Cuando el valor óptimo del pH está en riesgo, los riñones se ven forzados a realizar una acción defensiva para intentar restablecer el equilibrio. Entre otras medidas, estos órganos pueden recurrir a la congestión renal, los cálculos renales y la retención de líquidos, todo ello vinculado al aumento de peso.

Tal como hemos visto en otros órganos, como el hígado, el intestino delgado y el grueso, la congestión ocasiona una crisis tóxica, y ésta a su vez ocasiona problemas de salud como obesidad, diabetes, artritis reumatoide, úlceras estomacales, hipertensión, cáncer, esclerosis múltiple, alzhéimer, y otras muchas enfermedades crónicas.

Algunos de los principales factores que contribuyen a la toxicidad y a la congestión renal son la deshidratación y el consumo de alimentos acidificantes. La deshidratación es resultado de una ingesta de agua insuficiente, de tomar alimentos deshidratantes (carne, edulcorantes artificiales, azúcar, alcohol, té, café y refrescos); el tabaco, o mirar televisión demasiadas horas.

Seguir una dieta rica en alimentos acidificantes, como carne, pescado, comida envasada, dulces y azúcar, es otra manera de llegar a sufrir una congestión renal, así como el tomar alimentos y bebidas con un alto contenido en ácido oxálico.

La sequedad corporal sobreviene cuando uno no bebe suficiente agua. La mayoría de las personas sustituye este fluido vital por bebidas preparadas, o con cafeína.

Una vez que el cuerpo se deshidrata su pH se altera; y la cantidad de agua del exterior de las células aumenta a fin de neutralizar los residuos que se acumulan allí. Los riñones empiezan a acumular agua, a reducir drásticamente la secreción urinaria y a retener posteriormente sustancias residuales. Como resultado de ello, los fluidos se acumulan en diferentes partes del organismo, de manera selectiva en algunos individuos y en órganos y tejidos en otros. Esta hinchazón y abotargamiento de los tejidos, llamada también edema, lleva al aumento de peso.

Si bien la retención de líquidos no produce realmente individuos obesos, es sin duda un factor que contribuye a ello. Aunque en algunos individuos más que en otros.

Generalmente, las enzimas celulares indican al cerebro si las células necesitan agua. Pero las enzimas de las células deshidratadas se tornan tan ineficaces que ni siquiera pueden registrar esa sequedad. A consecuencia de ello, no advierten al cerebro de la situación de emergencia, y ello da lugar a un círculo vicioso.

El sistema renina-angiotensina (RA), a nivel neurotrasmisor, se activa siempre que falta agua en el organismo. Además de indicar a los riñones que inhiban la orina, indica a los vasos sanguíneos que se constriñan para reducir la cantidad del flujo circulante, lo que potencialmente ocasionaría pérdida de agua. Ésta es una razón por la que generalmente la obesidad va acompañada de enfermedades como la hipertensión. El sistema RA estimula el aumento de la absorción de sodio o sal, lo que ayuda al cuerpo a retener agua.

Por paradójico que parezca, la principal solución a la retención de líquidos es beber agua. Ello se debe a que así se facilita la expulsión de toxinas y la disminución de los niveles de acidez en la sangre y otros fluidos. El organismo no necesita almacenar agua para salvarse. A continuación unos cuantos datos para reflexionar sobre cuándo no se bebe suficiente agua:

- Se estima que un 75 por 100 de norteamericanos sufren deshidratación crónica.
- En un 37 por 100 de la población norteamericana, el mecanismo de la sed está tan debilitado que ésta se confunde con la sensación de hambre. Según un estudio llevado a cabo en la Universidad de Washington, casi el 100 por 100 de los individuos que participaron en él pudieron saciar el hambre que les asaltaba a medianoche con sólo beber un vaso de agua.
- Incluso una deshidratación leve hace disminuir el metabolismo en un 3 por 100.

Otra manifestación de congestión es la aparición de cálculos renales. Estos cálculos varían según su composición, y ésta depende del proceso bioquímico que esté alterado.

Los cálculos o piedras empiezan siendo cristales diminutos y puede acabar siendo del tamaño de un huevo. Al principio los cristales son tan pequeños que no se ven por rayos X y hasta que no causan dolor raramente se detecta su presencia.

Pero aun así son lo suficientemente grandes como para impedir el flujo a través de los pequeñísimos túbulos renales. Los cristales o piedras se forman en los riñones cuando los constituyentes urinarios, que generalmente están en forma de solución, se precipitan. La precipitación se produce cuando hay demasiadas de esas partículas o cuando la orina llega a estar demasiado concentrada. La mayoría de los cristales o piedras se originan en los riñones, pero también pueden formarse en la vejiga.

Cuando una piedra de tamaño considerable llega a uno de los dos uréteres, se obstruye el flujo urinario. Esto puede ocasionar graves complicaciones, desde una infección a un fallo renal.

Independientemente del lugar de los riñones donde se produzca el bloqueo, éste impide la adecuada eliminación y regulación de agua y sustancias químicas y ello hace que esos delicados órganos se dañen.

Hay estudios que indican que las piedras en el riñón llevan a unos 2 millones de individuos al año a visitar un hospital. Según esos estudios, las mujeres obesas tienen un 90 por 100 más de riesgo de desarrollar piedras en el riñón que las mujeres que no lo son. En el caso de la obesidad masculina ese riesgo es del 33 por 100.

Algunos especialistas creen que la acumulación anómala de tejido graso induce a una resistencia insulínica, provocando cambios en la orina que favorecen la formación de cálculos renales.

Otros creen que otra razón por la que los individuos obesos son propensos a desarrollar piedras en el riñón es el excesivo consumo de refrescos y colas.

Los refrescos son muy acidificantes y producen grandes desequilibrios en los minerales del organismo. A fin de contrarrestar ese desequilibrio y restablecer el nivel del pH, los riñones toman calcio de los huesos y de otros tejidos.

Un excesivo nivel de calcio en los riñones favorece el desarrollo de piedras en estos órganos.

Eliminar de la dieta los refrescos es uno de los mayores favores que uno puede hacerle a su propio organismo. Ello incluye las llamadas bebidas energéticas, las cuales, según un estudio de la Universidad de California en Berkeley, puede aumentar el peso corporal nada menos que unos 5,8 kilos al año, consumiendo tan sólo una botella de 200 ml.

En otro estudio, llevado a cabo en la Facultad de Medicina de la Universidad de Boston, se mostró que beber tan sólo una lata de refresco al día –ya sea normal o light– está vinculado a un 45 por 100 de aumento de riesgo de síndrome metabólico, el cual juega un papel clave en las enfermedades cardíacas, la diabetes y la obesidad. Según el estudio, entre los efectos secundarios que produce beber refrescos se encuentran los siguientes:

- Un 31 por 100 más de riesgo de llegar a ser obeso.
- Un 30 por 100 más de riesgo de perder cintura.
- Un 25 por 100 más de riesgo de tener un nivel alto de triglicéridos en sangre o azúcar en sangre.
- Un 32 por 100 más de riesgo de disminución del nivel de colesterol bueno.
- Un mayor riesgo de de tener presión arterial alta.

4

El gran árbol

Las personas empezaron a engordar cuando la vida fue resultando cada vez más cómoda. Cuando aparecieron los artilugios modernos. el modo de vida se volvió sedentario y sencillamente empezamos a hacer cada vez menos ejercicio físico. Es un planteamiento obvio ¿verdad?

Lamentablemente, es mucho más sutil que eso. Si bien un estilo de vida sedentario contribuye directamente a un aumento de peso, el enemigo es mucho más sutil que la simple pereza.

Las modernas comodidades vienen a menudo envueltas en toxinas, tanto literal como metafóricamente. Están en todas partes: en el agua del grifo y en la embotellada; en los refrescos, en los productos envasados, en los miles de aditivos químicos de los alimentos preparados y en las bebidas, en los fármacos, en las dañinas radiaciones de baja frecuencia e incluso en la pintura de los juguetes.

Las toxinas penetran en nuestro flujo sanguíneo por el aire que respiramos, los pesticidas de la fruta y de las verduras, los antibióticos y hormonas de las carnes que tomamos y de los residuos tóxicos del pescado que comemos.

Es imposible librarse de las toxinas, y tampoco necesitamos hacerlo. Un organismo sano está ideado para enfrentarse a una cantidad moderada de sustancias tóxicas. Sin embargo, la mayoría de nosotros elige modos de vida tóxicos o está expuesta a toxinas peligrosas sin tan siquiera ser consciente de ello, y el cuerpo humano no está preparado para procesar el nivel de toxinas al que está sometido hoy día.

El mundo industrializado está sufriendo una crisis de toxicidad y estamos pagando un precio muy alto por ello. Pero ¿cómo se vincula el estilo de vida tóxico al sobrepeso?

La tríada insana

Los investigadores le llaman la tríada impura, yo le llamo el gran árbol: el vínculo entre toxicidad, cáncer y obesidad, una conexión que aún está en la vanguardia de la investigación médica.

La raíz de la obesidad estriba a menudo en un órgano corporal que se asocia poco con la grasa: el hígado. Este órgano es el segundo órgano más grande del cuerpo, después de la piel, y es responsable de, sorpréndete, más de quinientas funciones.

Antes de entrar en detalles, voy a hablar de la conexión entre toxicidad y obesidad. El cuerpo es una máquina extremadamente compleja y maravillosamente sincronizada, de modo que el desequilibrio en una zona impacta en un órgano o en un conjunto de tejidos relacionados con ella.

Las sustancias químicas y otros componentes venenosos pueden afectar a los órganos y sistemas corporales sin que ello signifique siempre un aumento de peso. Por consiguiente, no todo el mundo expuesto a un alto grado de toxicidad tiene sobrepeso.

Cuando esas sustancias tóxicas llegan al flujo sanguíneo, sus nocivos componentes se almacenan en los órganos y tejidos más débiles y vulnerables, pues éstos no pueden deshacerse de ellos. Los órganos debilitados se debilitan aún más, se dañan o enferman y finalmente empiezan a funcionar mal. El resultado son quistes, resistencia a la insulina, enfermedades pulmonares y renales, piedras biliares, trastornos del sistema inmunitario (el 65 por 100 de nuestro sistema inmunitario está en los intestinos), inflamación crónica, problemas hormonales, y así hasta el cáncer.

Pero siempre es posible revertir esos procesos. El sobrepeso y la obesidad provienen de una «crisis de toxicidad», un estado en el que el individuo no puede hacer frente a la sobrecarga tóxica.

¿Cómo sucede? Las toxinas utilizan como refugio el tejido graso, ésa es la manera en que nuestro cuerpo se mantiene alejado de males mayores: guardando el exceso de desechos metabólicos y de otras toxinas. Al almacenar estas sustancias en las células grasas, las cuales tienen un índice metabólico bajo, el organismo mantiene esos venenos fuera del flujo sanguíneo, de modo que no puedan llegar a otros tejidos y órganos.

No hay duda de que los individuos obesos albergan una acumulación interna tóxica y contaminada que lleva a la congestión de otros órganos y sistemas. Como consecuencia de ello, todo el organismo se resiente y empieza a funcionar inapropiadamente.

¿Te has preguntado alguna vez por qué cuesta tanto adelgazar? Después de liberarse de unos cuantos kilos extras, es como si la grasa ya no quisiera aflojar más.

Esto se debe a que a consecuencia de un sistema sobrecargado de toxinas, o de un cuerpo con obesidad mórbida, todos los órganos corporales se aletargan. Empiezan a perder el proceso natural de funcionamiento para el que están programados y también pierden la capacidad para metabolizar y procesar la grasa de manera efectiva.

Esto hace comprensible el hecho de que los individuos con sobrepeso sufran muchísimos problemas de salud. Su cuerpo alberga un torrente de toxinas –agentes químicos que han penetrado en el organismo, así como otros muchos que ha producido el cuerpo para reaccionar con agentes contaminantes externos– que se mantiene constantemente en circulación en sangre, tejidos y órganos.

Todo el proceso genera un círculo vicioso en el que el exceso de toxinas lleva a la obesidad, el exceso de grasa y de celulitis bloquea el metabolismo y esto último lleva a ganar más peso.

Pero hay un tipo de contaminantes químicos que merecen especial atención en cuanto a su papel en el aumento de peso. Se trata de un conjunto de sustancias llamadas compuestos organoclorados y que se utilizan en los pesticidas.

Los organoclorados están en los vegetales que comemos que han sido tratados con ellos –el DDT está prohibido en diversos países desde hace bastante tiempo, pero hay otros compuestos organoclorados que todavía se utilizan profusamente–, y también comiendo carne de animales que se han alimentado con ellos.

El problema está en que los organoclorados son difíciles de descomponer y se almacenan muy fácilmente en las células grasas, donde permanecen varios años. Si el nivel de estos compuestos en el cuerpo es muy alto, es fácil que el organismo almacene grasa para evitar que esas toxinas campen a sus anchas, así las mantienen aparte. No es de extrañar que los cuerpos obesos sean reacios a deshacerse de la grasa y a perder peso.

Los tratamientos adelgazantes tradicionales evalúan la pérdida de peso reduciendo la ingesta de calorías e incrementando el ritmo metabólico del cuerpo. Estos tratamientos van desde las dietas muy estrictas a las que abogan por pequeños cambios en los hábitos alimenticios. También incluye un ejercicio físico riguroso que quema simultáneamente la grasa.

Sin embargo, la mayoría de las personas que los siguen vuelve a ganar peso, a menos que siga unos tratamientos para perder peso muy riguroso. Esto último desgasta y agota al organismo, mientras el individuo trabaja constantemente contra su tendencia a ganar peso.

Por otro lado, lo que recomienda un enfoque holístico es limpiar y desintoxicar el organismo (*véase* el capítulo 10: «La limpieza»). Se trata de un proceso para eliminar años de acumulación de toxinas y para reparar y restablecer de manera gradual el funcionamiento óptimo de todos los órganos.

Cuando esto se consigue, el cuerpo vuelve a su peso normal.

El hígado, un filtro natural

Permíteme que vuelva a donde todo empieza: el hígado. Este órgano es tan vital para nuestra salud que es el único órgano del cuerpo que puede autorregenerarse. ¡Hay personas que pueden vivir con tan sólo un 20 por 100 de hígado!

Entre sus extraordinarias funciones, cabe destacar que el hígado es el principal órgano responsable de descomponer la grasa, lo cual realiza fabricando sustancias y enzimas que la queman.

Este órgano juega un papel vital en la digestión con su producción de bilis. La bilis hepática (se produce de 800 a 1000 ml al día) se almacena en la vesícula biliar y una vez en el intestino delgado descompone y digiere los ácidos grasos. Digiere además las vitaminas A, D, E y K, solubles en grasas, de manera que puedan ser absorbidas por el sistema digestivo y liberadas en la sangre.

El hígado es también un depósito para metabolizar los alimentos. En él se almacenan grandes cantidades de almidón y se convierten en glucógeno cuando el cuerpo necesita más energía. Almacena asimismo proteínas y las trasforma en aminoácidos cuando es necesario; otro tanto hace con pequeñas cantidades de grasas y vitaminas.

El hígado es el filtro natural del cuerpo, desintoxica un promedio de dos litros por minuto de la sangre que pasa por este complejo órgano.

Realiza su tarea metabolizando y descomponiendo sustancias químicas dañinas como amoníaco, desechos metabólicos, drogas y alcohol, junto a restos celulares, microorganismos dañinos y otras sustancias metabólicas que se eliminan por la orina y las heces.

El hígado descompone también las hormonas que una vez el cuerpo ha utilizado necesitan ser eliminadas. Algunas de esas hormonas juegan un papel relevante en determinados procesos bioquímicos, como la insulina, los estrógenos y la adrenalina. Que estas hormonas sigan circulando tras su función puede ser dañino para el organismo.

En el proceso de pérdida o ganancia de peso el hígado realiza tres tareas fundamentales: almacena los alimentos y los trasforma en energía; filtra las toxinas y defiende al organismo de ellas, y actúa como un horno quemagrasas.

No es sorprendente pues que una mayoría de los individuos con sobrepeso tenga el hígado dañado.

Una vez que se ha ingerido la comida y que el alimento se ha digerido en el intestino delgado, la sangre del sistema digestivo y el colon llega al hígado a través de la vena porta hepática. Esta sangre contiene todos los nutrientes y también las toxinas que han sido absorbidas en el sistema digestivo. Los nutrientes son necesarios para alimentar las células, los tejidos y los órganos del cuerpo.

Pero antes de que estas sustancias lleguen por medio del sistema circulatorio a diferentes partes del cuerpo, la sangre circula a través del hígado por la vena porta. El propósito principal de esta desviación es el proceso de filtración y de desintoxicación.

La hipertensión de la vena porta, con frecuencia causada por una sobrecarga de venenos y toxinas, es una dolencia por la que la vena porta se endurece y estrecha. Esto conduce a un círculo vicioso, ya que ese trastorno reduce más la capacidad del hígado para filtrar la sangre.

La intoxicación del hígado y la hipertensión de la vena porta afecta a muchos órganos, entre ellos la vejiga, el colon, los riñones, el recto e incluso el útero, los ovarios y la trompa de Falopio.

Los sistemas y procesos de digestión y eliminación están íntima y directamente conectados con el hígado. Cuando la comida no se digiere adecuadamente en el intestino delgado, los alimentos producen sustancias tóxicas.

El sistema digestivo genera toxinas cuando comemos y bebemos alimentos y bebidas refinados y procesados.

También produce toxinas cocinar con aceites refinados. Los venenos también se producen cuando el intestino delgado y el hígado no liberan la cantidad adecuada de enzimas digestivas, lo cual ocasiona mala absorción y malnutrición.

Por otro lado, el colon es el responsable de eliminar la materia sólida, las llamadas heces. Cuando el colon no funciona bien frena el avance de los alimentos mal digeridos y de las heces. La materia putrefacta procedente del colon, junto a las toxinas no digeridas procedentes del intestino delgado, llega al hígado a través de la vena porta y envenena el órgano.

Cuando está sobrecargado, el hígado es incapaz de neutralizar esos venenos acídicos y éstos abandonan el órgano y llegan al corazón, a partir del cual circulan por todo el cuerpo y se acumulan en articulaciones, músculos, nervios, glándulas, cerebro y otros órganos vitales.

Otra cosa que sucede cuando el hígado está obstruido por las toxinas, dañado, endurecido e inflamado, es que la vena porta no deja pasar al hígado la sangre y las toxinas. Entonces la sangre retrocede a varios órganos, los cuales se inflaman y agrandan. Finalmente, todas las glándulas, músculos, articulaciones y otros tejidos del organismo se congestionan.

El hígado, un horno natural

Una vez establecido el papel del hígado como filtro natural y mostrada su conexión con la digestión y la eliminación de los desechos, pasaremos a examinar el papel del hígado en el metabolismo de las grasas.

Ganar y reducir peso está asociado a diversos órganos y procesos del organismo, como los ciclos del sueño, el equilibro hormonal, el sistema inmunitario y el hipotálamo, órganos este responsable de regular la energía.

El hígado participa más en las funciones de regulación de las grasas que cualquier otro órgano o sistema corporal, pero ¿cómo quema o metaboliza las grasas? Pues regulando el metabolismo de las grasas mediante una serie de complejas reacciones bioquímicas en las que participan hormonas, sustancias químicas naturales y enzimas que actúan sobre la grasa. Esa «grasa» incluye los ácidos grasos de los alimentos que tomamos, así como la grasa almacenada en el tejido adiposo que se metaboliza cuando el nivel de energía disminuye.

También cuando realizamos ejercicio físico quemamos la grasa acumulada bajo la piel y en otras partes del cuerpo. El aumento de energía hace que la grasa se oxide pero también requiere que el hígado libere ciertas hormonas y enzimas que descompongan esas células grasas. En este proceso participa también la glándula tiroides.

Cuando uno o varios procesos hepáticos no funcionan adecuadamente, la grasa se acumula en el hígado, en los intestinos y otras partes del cuerpo. Uno de esos procesos es la llamada circulación enterohepática. Se trata de un proceso en el cual los ácidos biliares procedentes del hígado penetran en el intestino delgado y luego vuelven al hígado junto a otros fluidos. Este proceso circulatorio tiene lugar varias veces al día a través de la vena porta.

Los ácidos y sales biliares son los encargados de digerir las grasas de la dieta alimentaria. Algunas de esas grasas se absorben en el flujo sanguíneo. El hígado reabsorbe de los intestinos las grasas que los ácidos biliares no han llegado a descomponer y éstas quedan almacenadas en él.

Cuando no se toma suficiente fibra natural en la dieta, el exceso de grasa y también las toxinas se eliminan por el colon. Sin embargo, siempre que el flujo que vuelve a circular entre los intestinos y el hígado contiene muchas grasas el cuerpo gana peso. Si además el hígado no funciona como es debido y los intestinos están obstruidos y atascados con los desechos no digeridos, se dificulta el transporte a través de la corriente sanguínea de la grasa digerida en el intestino delgado.

Esas grasas están envueltas en quilomicrones, lipoproteínas sintetizadas en el intestino delgado. Una vez que las grasas se han depositado allá donde era necesario, los restos de quilomicrones son llevados al hígado para su procesamiento.

Cuando el hígado está comprometido por las toxinas, no puede absorber quilomicrones o glóbulos grasos y éstos continúan circulando por la sangre. Finalmente, esos glóbulos se acumulan en el torrente sanguíneo y se almacenan en forma de celulitis y grasa en los vasos sanguíneos, así como en otras zonas del cuerpo, como en brazos, piernas y estómago. Por otra parte, un hígado que funciona mal no puede producir lipoproteínas de alta densidad (HDL, según sus siglas en inglés), las cuales son necesarias para neutralizar las lipoproteínas de baja densidad (LDL, siglas en inglés) de las paredes de los vasos sanguíneos.

Así pues, aunque no es algo que se pueda apreciar fácilmente, el mal funcionamiento del hígado contribuye a la aparición de enfermedades cardiovasculares, hipertensión, ateroesclerosis y a la acumulación de grasas.

Pero existe una enfermedad hepática más grave que se denomina «hígado graso» o «enfermedad hepática de los no alcohólicos». Se trata de una dolencia en la que el exceso de toxinas y grasas se acumulan en las células hepáticas e impiden que el hígado, entre otras cosas, queme las grasas y elimine las toxinas.

El hígado se reduce a ser un almacén de grasas y no un horno donde éstas se queman. Un hígado graso se agranda, se llena de grasa y produce una enorme barriga. Se considera que un 20 por 100 de norteamericanos tiene el hígado graso, una incidencia mucho mayor en las personas con sobrepeso y obesas.

Si bien la incidencia de un hígado graso es más alta en personas de más de treinta años, en la actualidad muchos jóvenes, adolescentes incluidos, muestran signos de estar desarrollando esta dolencia.

Uno de los principales factores que contribuyen a tener un hígado graso es el consumo de alimentos procesados que contienen numerosos aditivos y azúcares refinados, presentes en el sirope de maíz y en los hidratos de carbono refinados.

El índice alto de azúcares refinados conduce directamente a la acumulación de grasas en el hígado y a dañar la mitocondria de las células corporales. Las mitocondrias son unos orgánulos, presentes en todas las células del organismo, que entre otras cosas hacen de «centrales de energía celular», ya que generan la mayor parte la energía química necesaria para la actividad celular.

Cuando las mitocondrias resultan dañadas, la energía celular disminuye, lo cual ralentiza el metabolismo; y que la función metabólica disminuya de manera natural significa aumento de peso y pérdida de energía.

Una vez establecida la aplastante conexión entre la toxicidad y el hígado graso, completaremos la insana tríada estableciendo la conexión entre esas dolencias.

Cáncer: células tóxicas

El cáncer, al igual que cualquier otra enfermedad, no se desarrolla de la noche a la mañana. Es el resultado de diversas crisis tóxicas cuyas raíces están en uno o más casos de pérdida de energía.

Los estimulantes, los traumas emocionales, los sentimientos reprimidos, el estilo de vida irregular, la deshidratación, los déficits nutricionales, el comer en exceso, el estrés crónico, la falta de sueño y la acumulación de metales pesados malogran los esfuerzos que hace el cuerpo por eliminar los restos metabólicos, sustancias dañinas y desechos de 30.000 millones de células que mueren de forma natural cada día en nuestro organismo.

Cuando estas sustancias nocivas se acumulan en cualquier parte del cuerpo, generan una serie de respuestas del organismo que van desde la irritación a la hinchazón, endurecimiento, ulceración, inflamación e incluso anormal crecimiento de las células.

El cáncer, como cualquier otra enfermedad, es una crisis tóxica y delimita al cuerpo en su intento por deshacerse de las sustancias tóxicas y compuestos ácidos que resultan de su incapacidad de eliminar los desechos metabólicos, toxinas y células muertas y putrefactas del organismo.

Quizás sorprenda al lector saber que el cáncer no es otra cosa que el último intento del cuerpo por salvarse a sí mismo. (Véase más información sobre este punto en mis libros *El cáncer no es una enfermedad* y *Los secretos eternos de la salud,* ambos de Ediciones Obelisco).

Y ahí precisamente es donde yace el vínculo entre cáncer y obesidad. ¿Es una mera coincidencia que, además de otras enfermedades, las personas obesas tengan un mayor riesgo de sufrir cáncer que las que no lo son? Éste es un hecho irrefutable fruto de meticulosas investigaciones. Tampoco es una coincidencia que la obesidad esté tan estrechamente relacionada con las enfermedades cardíacas y la diabetes, dos de las otras dos importantes enfermedades que son resultado de sobrecargar al organismo con toxinas internas y externas, y que con frecuencia se desencadenan a consecuencia de un trauma emocional o un conflicto.

Las células no hacen más que defenderse y se tornan malignas para asegurar su propia supervivencia. La remisión espontánea del cáncer se da cuando las células ya no necesitan defenderse, por consiguiente, si la crisis se resuelve y el cuerpo ya no se siente amenazado empieza a sanar y a restablecerse por sí mismo. Durante la fase de curación y restablecimiento, el tumor se inflama y agranda, hasta que finalmente las bacterias y hongos «infecciosos» acaban con él. Tal y como han demostrado diversas investigaciones, cada remisión espontánea va acompañada de fiebre e infección. Si la fase curativa se intercepta con radiación, quimioterapia, intervenciones quirúrgicas, antibióticos o antiinflamatorios, la remisión espontánea no aparece y en un futuro puede hacerse necesaria la aparición de tumores secundarios.

Con un tratamiento correcto, el tumor, aunque sea tan grande como un huevo, puede retrotraerse y desaparecer, ya haya aparecido en el cerebro, el estómago, una mama o un ovario. He visto en una prueba ultrasónica como un tumor de vejiga, grande como una naranja, se desintegraba en unos 15 segundos. Como sucede siempre, los fragmentos del tumor acababan en la orina. Esto no debe ser considerado un milagro, sino la manera normal y natural por la que el organismo vuelve a la homeostasis. La fase curativa empieza cuando la crisis de toxicidad cesa. Los síntomas de la enfermedad indican tan solo que el cuerpo está curándose y restableciéndose de una manera activa.

La crisis de toxicidad se detiene cuando dejamos de debilitar la energía del cuerpo y eliminamos las toxinas de la sangre, los conductos biliares y los tejidos celulares. A menos que el organismo haya quedado gravemente dañado, puede perfectamente hacerse cargo del resto y curarse.

Por otra parte, la intervención médica reduce casi a cero la posibilidad de una remisión espontánea debido a sus efectos inhibitorios y debilitantes. El mero diagnóstico del cáncer, que funciona como una amenaza de muerte, es uno de los acontecimientos más estresantes que experimenta el ser humano. Se inicia con una serie de potentes respuestas de estrés que biológicamente elimina o desactiva las funciones más vitales del organismo, tales como la digestión, el sueño, el metabolismo y la eliminación de residuos. Como consecuencia, tras un estrés prolongado, las células comienzan a estar malnutridas, la linfa y la sangre aletargan su flujo, y el cuerpo pierde peso y fuerza. Cualquier tratamiento que sigue a un diagnóstico de cáncer aumenta el miedo a la muerte, especialmente si le roba al paciente cada miligramo de energía que le queda.

De los 30.000 millones de células que un cuerpo sano pone en marcha a diario, al menos un 1 por 100 son cancerosas. Ello no significa, ciertamente, que todos nosotros estemos destinados a desarrollar un cáncer.

Esas células cancerosas son producto de una «mutación programada» que mantiene el sistema inmunitario en estado de alerta, activo y estimulado. ¿Por qué entonces en cada individuo el cáncer se manifiesta en tejidos y órganos diferentes? ¿Por qué hay quien desarrolla una enfermedad cardiovascular, hay quien acumula kilos y hay quien desarrolla un cáncer?

La respuesta está en las complicadas y dinámicas interacciones de los procesos fisiológicos y químicos que suceden en el organismo y en los caminos individuales que siguen en cada individuo.

La enfermedad se manifiesta en los órganos más débiles, en los más vulnerables a las sustancias tóxicas. Cada órgano corporal reacciona de modo diferente, de manera que en cada individuo aparecen diferentes tipos de enfermedades, pero todas ellas responden a una crisis de toxicidad, lo cual incluye además generalmente un conflicto social y/o emocional.

Las células cancerosas son células que quedan con el tiempo desprovistas de oxígeno y de nutrientes debido al gradual aumento de la congestión en los fluidos intercelulares. A fin de compensar la menor capacidad biológica del órgano afectado, el organismo empieza a producir más células. Las nuevas células están especialmente marcadas, de manera que el cuerpo puede identificarlas y destruirlas una vez que la crisis se ha resuelto. El cuerpo crea incluso nuevos vasos sanguíneos para mantener durante la crisis a esas importantes células. El tumor canceroso nace una vez que la crisis de toxicidad ha alcanzado su punto más alto y puede empezar la curación.

Durante la fase curativa, cuando ya no son necesarias las células extras para apoyar el trabajo del organismo durante la crisis de supervivencia, el tumor aumenta de tamaño, se inflama y produce dolor. En la etapa final de crecimiento del tumor, las bacterias y los hongos destructivos y especializados inician el proceso de descomposición y el tumor se descompone, siempre que no se hayan utilizado analgésicos ni antibióticos para detener este proceso. Este es el progreso natural y el final de cualquier cáncer.

Existe otra conexión entre obesidad y cáncer y que la ciencia, una vez más, ha ignorado: el aspecto emocional. Los conflictos constantes, la culpa y la pena, por ejemplo, pueden fácilmente paralizar las funciones más básicas del cuerpo y acabar en el crecimiento de un tumor canceroso. Quiero recalcar una vez más que las células cancerosas son células de emergencia especializadas que nos ayudan durante los tiempos estresantes y difíciles. Una vez volvemos a un estado relajado de cuerpo y mente, el cuerpo libera células inmunes especiales, flujos y microorganismos en el lugar de las células de emergencia.

El cáncer, la enfermedad física, no sobreviene a menos de que se den un trasfondo de desasosiego emocional y profunda frustración. Es típico que los pacientes de cáncer sufran falta de autoestima y que a menudo tengan lo que yo llamo «un asunto por resolver» en su vida. También los niños prematuros, los que no han sido amamantados, han experimentado una separación de su madre sobre todo los primeros meses de vida, o los que han recibido vacunas perniciosas, pueden llegar a desarrollar un cáncer. Las células cancerosas son células que luchan por sobrevivir en una medio tóxico y «hostil». En otras palabras, al igual que la obesidad, el cáncer es una reacción natural a las toxinas emocionales, del mismo modo que es una defensa contra una invasión química.

Hay que dejar atrás la necesidad de luchar en reprogramaciones del ADN, cambiar ese rumbo de guerra y aniquilación por el de la reproducción saludable. El miedo al cáncer está profundamente arraigado en el sentimiento colectivo de nuestra sociedad, y está agravado por el enfoque negativo y catastrófico de la medicina moderna. No debemos temer a la obesidad, al cáncer y a cualquier otra «enfermedad». Saber es poder. Saber que el cuerpo nunca se equivoca acaba con el miedo a la enfermedad. Permitir que el organismo siga su propio proceso curativo (confundido como enfermedad) es lo mejor que uno puede hacer por sí mismo. Y reconocer que la obesidad es un mecanismo protector que en realidad salva la vida, aporta la suficiente motivación para hacerse cargo del cuerpo y cuidarlo como si fuera un hijo.

Venenos

Xenoestrógenos: Los altos niveles de toxicidad, la mayor incidencia de obesidad y cáncer son problemas de la vida moderna que en las últimas cuatro décadas han llegado a ser problemas de salud.

No hay que buscar un vínculo físico entre obesidad y cáncer porque ya existe. La ciencia médica ha descubierto que tanto los tejidos corporales grasos de los individuos obesos como los tumores cancerosos en general revelan tener en su interior un alto nivel de toxinas y sustancias venenosas.

Un grupo de esas toxinas es el formado por una clase de compuestos sintéticos llamados xenoestrógenos, que reciben su nombre porque mimetizan a los estrógenos, las hormonas femeninas.

Los xenoestrógenos están presentes en una amplia variedad de productos químicos utilizados en la agricultura y en la industria, tales como plásticos y pesticidas y suelen «estrogenizar» el entorno dependiendo de donde uno viva y los productos que utilice.

Tomemos como ejemplo una simple botella de plástico o un envase de yogur. Entre los agentes químicos que contienen esos plásticos policarbonatos están el bisfenol A y los ftalatos, considerados cancerígenos y que específicamente afectan a la próstata.

A partir de ahí no es difícil establecer una conexión entre el bisfenol A y los ftalatos, la obesidad y el cáncer. El cáncer de próstata es el tipo de cáncer más común en los hombres. Y la obesidad duplica ampliamente el riesgo en los varones de sufrir cáncer de próstata.

Por otra parte, el sobrepeso en los hombres suele desarrollar formas de cáncer de próstata más agresivas y un mayor riesgo de metástasis (extensión del cáncer a otras partes del cuerpo).

Los estudios han demostrado también que existe una conexión entre individuos con un bajo recuento de esperma y la exposición a los xenoestrógenos que sufrieron sus madres durante su gestación.

Pero las mujeres no se libran. Esos componentes carcinogénicos también suponen un riesgo para ellas. Se cree que afectan a su sistema reproductor y que también aumentan el riesgo de sufrir cáncer de mama.

Este listado dará una idea de lo versátiles que son los xenoestrógenos: atrazina (herbicida), alcanfor 4-metilbencilideno, (4-MBC, presente en las lociones solares); hidroxibutilanisol (BHA, por sus siglas en inglés), aditivo alimentario E320; bisfenol A, BPA (monómero presente en muchos plásticos y resinas); dicloro-difenil-tricloroetano (uno de los componentes del DDT); dieldrina (insecticida); DDT (insecticida); endosulfano (insecticida); eritrosina o Red3 (E127); heptacloro (plaguicida); lindano (hexaclorociclohexano, insecticida); metaloestrógenos (un tipo de xenoestrógenos inorgánicos); metaxicloro (insecticida); nonilfenol y derivados (tensoactivos industriales, emulsionantes, detergentes de laboratorio, pesticidas); pentaclorofenol (plaguicida genérico y conservante para la madera); policlorinatos de bisfenilo (PCB, utilizado en aceites, lubricantes adhesivos, pinturas); parabenos (lociones); fenosulfotiacina (colorante rojo); ftalatos (plastificantes) y di(2-etilhexil)ftalato, DEHP (un plastificante para el PVC).

¿Qué significa todo esto en el día a día? Pues que todas estas sustancias químicas tóxicas y carcinogénicas acechan en más sitios de los que podamos imaginar.

Los xenoestrógenos son un ingrediente del DDT, el potente pesticida actualmente prohibido en muchos países pero que en otros muchos no lo está y nos llega en muchas de las verduras importadas.

El DDT se metaboliza en el organismo en una sustancia llamada DDE (diclorodifenildicloroetileno), el cual es xenoestrogénico y permanece en el organismo durante años.

Los xenoestrógenos se encuentran también en los envases de plástico utilizados para el agua, en los detergentes, en los espermicidas, en los productos de higiene personal y en los plásticos que se utilizan para embalar alimentos.

A veces tenemos estos productos mucho más cerca de lo que creemos. Un grupo de investigadores de la Universidad de Dartmouth informó de que los había encontrado en los envoltorios de plástico de productos alimenticios. También se han encontrado en las superficies que recubren interiormente las latas, en bandejas refrigeradoras, en biberones, en hornos microondas y en cubiertos y utensilios de plástico.

Los biólogos han determinado que los peces criados en piscifactorías resultan altamente contaminados a consecuencia del tratamiento que se hace de las aguas y muestran alteraciones sexuales. Esas alteraciones hacen que muchos peces muestren altos niveles de xenoestrógenos.

Y más malas noticias: en muchos países se les suministran xenoestrógenos a los animales criados en granjas, lo cual causa que éstos retengan agua y engorden más en menos tiempo. Los granjeros sacan más provecho económico, pero los consumidores corren un considerable riesgo de salud.

Los cosméticos y productos de belleza en general son otra fuente de sustancias carcinógenas. Los tumores de mama han mostrado altos niveles de parabenos, un tipo de xenoestrógenos presente en los desodorantes, antitraspirantes, lociones para la piel, geles y champús.

Y un descubrimiento más alarmante aún: muchas de las lociones y cremas solares contienen xenoestrógenos, lo cual ha sido asociado con la endometriosis. En Estados Unidos, entre un 5 y un 10 por 100 de mujeres ha sufrido endometriosis, lo cual induce a la infertilidad.

Estudiando las correlaciones entre obesidad y cáncer, los investigadores descubrieron lo siguiente: el hígado, un potente órgano de desintoxicación, suele metabolizar y por consiguiente eliminar dos componentes estrogénicos durante los últimos períodos de ovulación, lo cual sucede antes del siguiente ciclo menstrual. Esos componentes son el estradiol y la estrona.

Cuando el hígado está ya congestionado con toxinas y otros desechos, como sucede en el caso de mujeres obesas, este órgano no puede eliminar del flujo sanguíneo esas sustancias hormonales usadas, lo que hace que sus niveles en sangre permanezcan altos. Esas sustancias en tanto que ya usadas son tóxicas para los tejidos corporales y dan lugar a los que se llama síndrome premenstrual o SPM: molestias en las mamas, dolores, calambres, irritabilidad y otros síntomas.

Estrona: Los estudios realizados han demostrado que las mujeres con niveles altos de estrona tienen también un alto riesgo de desarrollar tejidos cancerosos, incluido el cáncer de mama. Las mujeres obesas tienen también un nivel más alto de estrona y un mayor riesgo de sufrir de SPM, lo cual fortalece la conexión entre obesidad y cáncer.

Estrés oxidativo: Según un informe del American Institute for Cancer Reseach, de noviembre del 2009, más de 100.000 norteamericanos desarrollan cada año un cáncer debido a la obesidad. El informe señala que existe una relación directa entre el exceso de grasa corporal y diversos tipos de cáncer.

- Cáncer endometrial: 49 por 100
- Cáncer esofágico: 35 por 100
- Cáncer de páncreas: 28 por 100
- Cáncer de riñón: 24 por 100
- Cáncer de vesícula: 21 por 100
- Cáncer de mama: 17 por 100
- Cáncer de colon: 9 por 100

En este estudio se indicaba que el exceso de grasa corporal estimula la secreción de ciertas hormonas y de esteroides gonadales que potencian el desarrollo del cáncer.

Existen otros muchos estudios que confirman la fuerte relación entre obesidad y cáncer. En la misma línea que descubrimientos anteriores, este estudio vincula el cáncer con dos factores: uno de ellos la toxicidad, y el otro el estrés oxidativo.

En cuanto a la toxicidad se refiere, ya hemos demostrado que los tejidos adiposos son piso franco para sustancias venenosas almacenadas y diversos productos químicos dañinos que causarían serios estragos si fueran liberados en el flujo sanguíneo.

Las toxinas son por naturaleza desechos ácidos. Cuando el organismo se colapsa debido a un exceso de toxinas, la sangre se acidifica y constituye una amenaza para el delicado equilibrio ácido-alcalino o pH del cuerpo.

Una vez que el cuerpo no puede seguir manteniendo el pH adecuado, tiene que concebir una nueva manera de defenderse. En vez de ahogarse en sus propios desechos, altera el ADN de las células, que mutan. Las células se dañan, enferman y mutan en un intento desesperado por sobrevivir, y cuando su ADN se deteriora suelen convertirse en células cancerosas.

Con el tiempo, los malos hábitos alimentarios y las dietas poco saludables afectan a la capacidad del organismo de neutralizar y eliminar los restos tóxicos y ácidos. Ésta es probablemente la causa de que las personas obesas sean más proclives a sufrir cáncer.

El segundo factor que vincula obesidad con cáncer es un fenómeno llamado estrés oxidativo. El exceso de grasa corporal aumenta el estrés oxidativo, lo cual afecta al sistema inmunitario y, al igual que la toxicidad, alteran el ADN. Todo ello crea un entorno propicio a la formación y reproducción de células cancerosas.

El estrés oxidativo se produce a consecuencia del daño que los radicales libres causan en las células corporales. Los radicales libres son átomos o moléculas de carga negativa desprendidos por nuestras células durante el proceso metabólico.

Nuestro organismo cuenta con un mecanismo que generalmente neutraliza esos potenciales agentes dañinos con la ayuda de las enzimas y los antioxidantes. Pero cuando las células producen demasiados radicales libres, sobreviene un deterioro oxidativo, un proceso en el que esos átomos o moléculas se unen a las células sanas y dañan las proteínas, los lípidos, las membranas y el ADN de las células.

El deterioro oxidativo está conectado con el proceso de envejecimiento así como con diversas enfermedades, entre ellas el alzhéimer y el cáncer. Los factores medioambientales, como la contaminación, y el estilo de vida, el tabaquismo, el exceso de exposición al sol, etc., desencadenan también la producción de radicales libres.

Cáncer y vitamina D: En un nuevo estudio a la vanguardia de la investigación de la vitamina D y el cáncer, los investigadores de la Universidad de California, los de la Facultad de Medicina de San Diego y los del Centro Moores del Cáncer, pronosticaron que el 75 por 100 de las muertes causadas por cáncer de mama y de colon podrían prevenirse con una ingesta adecuada de vitamina D y calcio.

A simple vista parece una solución muy sencilla para un proceso patológico tan complejo como el cáncer, pero si examinamos la lógica que encierra el estudio (por no mencionar el gran número de investigaciones que sostienen la conexión entre vitamina D3 y cáncer), las piezas del puzle encajan.

El principal punto de mira de este enfoque –la llamada carcinogénesis microdarwiniana– está en el papel fundamental que juegan la vitamina D3 y el calcio en las conexiones celulares. Son éstos los nutrientes fundamentales que necesitan las microscópicas pero complejas estructuras que mantienen unidas a las células y que evitan que nuestro cuerpo se desplome.

Esas estructuras, empalmes o juntas, forman el andamiaje que sostiene los tejidos íntegros y cohesionados. Cuando ese andamiaje se debilita, las células empiezan a caerse. Si las células actúan al unísono, se inhibe cualquier expresión individual y el órgano en cuestión se mantiene sano. La escasez de calcio o de vitamina D3 en las uniones celulares permite que las células campen por sus derroteros.

Bastaría con unas poquísimas células con el ADN dañado para que éstas empezaran a reproducirse rápida y agresivamente, originando un tumor canceroso que posteriormente se extendería a otras células.

Los investigadores han descubierto que a una mayor integración y cohesión celular mayor es la resistencia de las células a volverse cancerosas. A este proceso lo llaman disyunción o desacoplamiento celular. Cuando este proceso tiene lugar en un tejido en el que las células tienen dañado el ADN, es muy probable que el paso siguiente sea el del desarrollo de un tumor canceroso. Sin embargo, según esos mismos investigadores, las dosis adecuadas de calcio y vitamina D3 pueden evitar la disyunción de las células.

La verdad al desnudo

Todo lo que experimentamos es una combinación holística de cuerpo, mente y espíritu. Esto sencillamente significa que si descomponemos una experiencia, podemos clasificarla dentro de un pensamiento, sentimiento y fuerza vital asociado a ella.

La fuerza vital es la energía positiva o chi que alimenta cada una de nuestras células, que mantiene en buen funcionamiento cada uno de nuestros órganos y sistemas, y afecta de manera directa a nuestra salud y bienestar.

Cuando el ser humano está en armonía consigo mismo, con su cuerpo y su entorno, su energía fluye libremente y le aporta una sensación de bienestar. Se trata de una energía que por lo general permanece en el territorio del subconsciente y nos mantiene vivos y fuertes.

Existen diferentes corrientes de pensamiento y cada una de ellas interpreta la fuerza vital de una manera diferente, pero todo se reduce a la idea de una energía vibracional que vive en cada objeto, ya sea animado o inanimado, y esa energía es la que relaciona todos los objetos entre sí.

Las energías pueden ser positivas o negativas. Cuando existe un conflicto y una resistencia, la fuerza vital se bloquea, se desvía y se interrumpe, y ello contribuye a la enfermedad y a la mala salud. La energía negativa bloquea la libre circulación de la energía vital en todos los canales o senderos energéticos del cuerpo.

La energía positiva, por el contrario, permite que el cuerpo funcione del modo en que está programado: de una manera óptima, con una salud radiante.

Todo ello se traduce en una energía física y química que actúa en nuestras células, órganos y sistemas corporales.

El nivel en el que trabaja la fuerza vital es generalmente subliminal, es decir, que sucede por debajo del nivel de la conciencia. Por ello no somos conscientes de esa energía, pero el hecho es que estamos más íntimamente conectados con nosotros mismos y con nuestro entorno de lo que percibimos. Y esto juega un papel fundamental en nuestro estado de salud o de enfermedad, incluido el hecho de ganar o perder peso.

De los procesos corporales, por otro lado, poco hay que decir, salvo señalar que son el foco de sistemas clásicos de medicina. Esos sistemas, como la alopatía, tratan los síntomas de la enfermedad con fármacos químicos que a menudo resultan bastante ineficaces. Se trata de un tipo de medicina que obvia la conexión mente-cuerpo y se centra tan sólo en los procesos fisiológicos.

La perspectiva holística, por el contrario, cree que la mente y el cuerpo no existen como entidades separadas, cada uno de ellos ejerce una poderosa influencia sobre el otro y no puede existir sin él.

Pero la medicina cuerpo-mente está ganando terreno e incluso algunos médicos convencionales están advirtiendo las limitaciones que tiene observar el cuerpo humano de manera telescópica.

¿Cómo relacionar esto con perder peso? La obesidad es más un estado mental que un estado físico. No quiero decir que sea un producto de la imaginación, o que uno pueda simplemente solucionarlo con el deseo. La cuestión está en contactar con el propio yo, con cada aspecto de uno mismo, el consciente y el inconsciente. Significa relacionarse íntimamente con uno mismo y descubrir las propias creencias y suposiciones, y las del mundo en general; se trata de descubrir cómo se percibe uno en relación a los demás, al entorno en el que vive y a las circunstancias de la vida.

Por encima de lo que uno realmente *es* siendo una persona obesa o con sobrepeso, está lo que uno realmente *piensa* que es.

Memoria emocional

Esto nos lleva a otro aspecto del ser humano: sus emociones. La mayoría de nosotros estamos prácticamente gobernados por las emociones, las cuales nos influyen en todo momento; nos dictan qué amigos tenemos, las actitudes que tenemos hacia ellos; nos conducen hacia otras personas y en la vida en general; y determinan las decisiones importantes que tomamos.

Nuestras emociones constituyen un aspecto fundamental de la conexión cuerpo-mente y pueden determinar si uno puede curarse a sí mismo o si desea desesperadamente mantener un exceso de peso como mecanismo de defensa.

Al inicio de este capítulo hablábamos de las toxinas físicas y de cómo dañan nuestro cuerpo, alteran su funcionamiento, congestionan los diferentes órganos y sistemas y finalmente nos llevan a un exceso de peso.

Ahora veremos las toxinas emocionales y su significado en la regulación del peso.

La emoción se inicia con un pensamiento o una imagen, ya sea estresante, excitante o calmante. Cada pensamiento y cada sentimiento se traslada al instante a los componentes bioquímicos del cerebro y también al interior de todas y cada una de las partes del cuerpo.

Por consiguiente, los estados emocionales prolongados alteran nuestra bioquímica y fisiología interna. Cuando son emociones muy fuertes y duraderas, no se manifiestan en nuestro aspecto físico. En realidad, cada porción de actividad mental nos deja una sensación física a la que llamamos emoción. Las emociones son una combinación de impulsos mentales y cambios físicos, y expresan la salud global de un individuo en un momento dado.

Esos procesos bioquímicos son esencialmente cambios hormonales. Así, por ejemplo, si uno piensa en una situación estresante, como un altercado con alguien que le disgusta, el cuerpo reacciona liberando las hormonas del estrés, como la adrenalina, el cortisol o hidrocortisona y el colesterol. Son hormonas que llegan al flujo sanguíneo en respuesta a la rabia, el miedo o el rechazo. Esos estados constituyen lo que los psicólogos llaman la respuesta de «lucha o huida», que no es otra cosa que un mecanismo de supervivencia.

Sin embargo, si esas hormonas se secretan de manera continua, cuando uno se halla en un estado prolongado de incertidumbre, ansiedad, miedo o abatimiento, pueden dañar los vasos sanguíneos y el sistema inmunitario.

Por otro lado, las emociones felices se manifiestan en forma de endorfinas, serotonina, interleucina II, y otras sustancias que se relacionan con experiencias de placer y de satisfacción. Cuando el cuerpo produce una cantidad suficiente de estas sustancias químicas es capaz incluso de detener el proceso de envejecimiento.

Estudios controlados han demostrado que es posible reducir la edad biológica de 10 a 15 años siempre y cuando la interpretación que uno tiene de la experiencia vital pase por cambios rápidos e innovadores. O bien uno puede echarse encima 20 años en un solo día si entra en un estado de depresión y desesperanza.

Las hormonas producen efectos extremadamente impactantes, tanto positivos como negativos, y aún más potentes que las hormonas son los pensamientos y las intenciones que éstos desencadenan.

Se ha llevado a cabo investigaciones que muestran que todos nuestros pensamientos, sentimientos, emociones, deseos, propósitos, creencias y realizaciones se trasladan instantáneamente a los neuropéptidos o neurotrasmisores del cerebro. Esas hormonas son mensajeros químicos de la información y los mensajes que trasmiten y determinan las funciones corporales.

Los científicos han podido ya identificar más de cien neuropéptidos y creen que existen muchos más. Una célula nerviosa o neurona produce y utiliza esos péptidos para trasmitir información a otras neuronas. Esta forma de trasmisión, llamada «disparo neuronal», tiene lugar en todas y cada una de los millones de neuronas cerebrales, ¡y en todas a la vez!

Una vez utilizados, los péptidos quedan neutralizados por las enzimas y se borra cualquier prueba física de pensamiento o sentimiento. Pero no hay la menor duda: la experiencia queda almacenada en el banco de memoria de nuestro subconsciente. Llegado el momento, si una persona lo necesita o si se da el estímulo apropiado en su entorno, podrá recordarlo.

Esto nos lleva a una pregunta esencial que en la actualidad es objeto de investigación e interpretación: ¿es el cerebro la máxima autoridad del cuerpo? ¿Cómo pueden saber los millones de neuronas del cuerpo humano qué tipo de neurotrasmisor necesitan para cada pensamiento específico en el preciso momento en que éste sucede? ¿Qué es lo que ocasiona que las neuronas «disparen» simultáneamente en todo el cerebro y el sistema nervioso? Y lo que es más apabullante: ¿cómo sabe una neurona lo que piensa otra si no existe una conexión física entre las dos?

En los últimos años, los científicos han descubierto que esos mensajeros químicos no los producen tan sólo las células cerebrales sino también las otras células del cuerpo. Esto nos lleva a la siguiente pregunta: ¿pensamos sólo con las células del cerebro o lo hacemos también con las otras células del cuerpo?

Existen suficientes pruebas científicas que muestran que las células de la piel, del hígado, del corazón, las inmunes, etc., tienen la misma capacidad para pensar, emocionarse y tomar decisiones que las células cerebrales.

¿Te has parado a pensar en el origen de ciertas expresiones de la lengua? Frases como «un sentimiento visceral», o adjetivos como «flemático» o «sanguíneo», están relacionados con una antigua teoría según la cual esos tipos de temperamento tienen su origen en los cuatro humores (líquidos) del cuerpo: bilis negra, bilis, flema y sangre.

Ya sea precisa o no la teoría de los cuatro humores, el caso es que desde tiempo inmemorial la medicina ha relacionado el comportamiento y la emoción con el cuerpo físico, y ése es el quid del enfoque holístico.

Hay médicos holísticos que además creen que unos estados emocionales específicos se localizan en unos órganos determinados, como por ejemplo la rabia en el hígado, el miedo en los riñones y la depresión en los pulmones.

Caber imaginar las implicaciones que esto puede tener en individuos con sobrepeso. ¡No se trata tan sólo de un cuerpo tóxico clamando contra la pérdida de peso, la mente también participa en ello!

Pensamientos tóxicos

Se dice que las personas que están imbuidas de emociones y actitudes negativas –miedo, rabia, resentimiento, conflictos sin resolver, celos, pesimismo, etc.– viven en un estado emocionalmente tóxico. Dado que si experimentáramos siempre todas las emociones de manera consciente nos sentiríamos verdaderamente abrumados, solemos reprimirlas o dejarlas a un lado, en el subconsciente.

Pero aunque esos sentimientos y actitudes no existan a nivel consciente, la energía emocional negativa permanece en los campos energéticos de nuestro organismo y sigue alterando nuestra bioquímica y nuestra salud.

Un estado emocional tóxico siempre se centra en los órganos de eliminación, y lo hace simplemente porque esos órganos –el hígado, los riñones, la piel, los pulmones y el colon– son los que desechan las sustancias químicas dañinas y los desperdicios metabólicos.

Las emociones y conflictos no resueltos bloquean la fuerza vital y el campo energético de esos órganos. Cuando éstos funcionan inadecuadamente, se forman toxinas físicas que congestionan nuestros sistemas y el nivel de toxicidad aumenta. A partir de ahí es cuando la toxicidad emocional y las sustancias tóxicas físicas empiezan a funcionar en tándem, creando un círculo vicioso de toxicidad y de aumento de peso.

Si tú, lector, respiras profundamente y relees este capítulo, la solución al aumento de peso está clara. Dicho en pocas palabras: lo que ganas primero, lo pierdes después. (En un capítulo posterior hablaremos de la desintoxicación).

Los métodos clásicos de perder peso, ya sea por medio de una dieta o haciendo ejercicio, lleva al cuerpo a sus propios límites. Sugieren que uno tiene que ejercer la voluntad y reunir hasta el último gramo de energía para ganarle la batalla al aumento de peso.

Perder peso de una manera natural requiere una limpieza y una desintoxicación del organismo lenta y gradual. Se trata de un proceso que restablece el cuerpo y la mente a un estado de funcionamiento óptimo y natural.

Puesto que ésta es la manera en que se supone que el cuerpo y la mente deben estar, es lógico buscar su calma y equilibrio, en vez de castigarlos y llevarlos a una situación extremadamente incómoda. ¿Qué sentido tiene culpar al cuerpo de tener exceso de peso?

5

La guerra biológica

A nivel físico, el cuerpo humano es una masa de células que interactúan entre ellas a través de una compleja interacción de reacciones bioquímicas abastecidas por los alimentos que tomamos.

¿Qué sucede cuando nuestra bioquímica natural se altera, ya sea temporal o permanentemente? ¿Quién es el responsable de esos cambios bioquímicos? ¿Y cómo están conectados con el aumento o la pérdida de peso?

Intentaré contestar a todas esas preguntas en este capítulo, haciendo especial hincapié en los fármacos, en el delicado aunque sólido equilibrio endocrino que nuestro cuerpo necesita para mantener una buena salud, y en cómo los trastornos metabólicos conducen al aumento de peso.

Los medicamentos, ¿curan o enferman?

Los fármacos químicos están pensados para tratar los síntomas de las enfermedades. Por lo general son potentes, suelen eliminar los síntomas de la enfermedad con rapidez y en el caso de enfermedades graves palian el malestar y el dolor. ¡No es de extrañar que sean tan adictivos!

Existe una razón para que la mayoría de las personas recurra a los fármacos alopáticos tan despreocupadamente: hay un pacto no hablado entre la archimillonaria industria farmacéutica, los médicos que de manera intencionada o no fomentan su uso y los medios de comunicación que potencian los intereses creados de la industria.

El resultado de todo ello es que solemos ignorar el impacto global que provoca un medicamento en nuestro cuerpo, por no mencionar las llamadas pruebas de ensayo que las empresas farmacéuticas llevan a cabo en una población enferma y desinformada.

Con frecuencia no llegamos a enterarnos de los efectos secundarios contraproducentes e incluso peligrosos que puede tener un medicamento debido simplemente a que las campañas publicitarias nos lavan el cerebro y nos hacen creer que tal empresa ha descubierto tal «cura».

¿Recuerdas que en los capítulos 3 y 4 examinamos el papel del hígado en el aumento de peso? Este órgano deja de metabolizar las grasas y otras sustancias de manera eficaz cuando su capacidad de desintoxicación queda dañada. El hígado realiza más de quinientas funciones, pero un hígado enfermo provocas unas consecuencias devastadoras y acumulativas en el organismo.

Junto al intestino delgado, el hígado es el centro de los procesos digestivos del organismo. Cuando este órgano se daña, los depósitos grasos se acumulan en su interior, la grasa se acumula en cualquier parte del cuerpo y el sistema digestivo y la eliminación retrocede y congestiona otros tejidos y órganos. Una de las muchas consecuencias de un hígado dañado es el aumento de peso.

En algunas enfermedades graves el cuerpo desarrolla un «hígado graso», en el que cantidades anormales de grasa se almacenan en las células de los órganos y en los espacios internos. Un hígado congestionado es incapaz de descomponer y procesar las sustancias tóxicas para su eliminación, lo cual conduce a una congestión tóxica.

Por otra parte, un hígado sano desintoxica las sustancias dañinas y las metaboliza. Entre la enorme variedad de sustancias venenosas que este órgano filtra están las sustancias químicas que contienen los medicamentos y que van a dar a la sangre.

Pero antes de echar un vistazo a algunos fármacos que interfieren en la función hepática, vamos a ver el proceso mediante el cual el hígado realiza esta importante tarea y que sucede cuando algo altera su capacidad de filtrar la sangre.

Los medicamentos alopáticos son por definición xenobióticos («extraños o ajenos a los organismos vivos») químicos. Son artificiales o sintéticos y no están concebidos por naturaleza para introducirse en el cuerpo humano.

Por consiguiente, además de liberar sustancias químicas que palían los síntomas de la enfermedad, liberan también sustancias que dañan el organismo.

Los fármacos son metabolizados por el hígado en un orgánulo blando llamado retículo endoplasmático. Durante la primera fase del proceso de metabolización, las enzimas hepáticas oxidan, reducen e hidratan las toxinas. Estos componentes químicos se disuelven en agua, por lo tanto pueden ser absorbidos por el flujo sanguíneo y llegar al órgano o al tejido que pretendidamente deben «tratar». Pero en ese proceso se generan asimismo unos componentes llamados metabolitos que son tóxicos para el cuerpo humano.

En la segunda fase de la metabolización del medicamento, las células hepáticas neutralizan químicamente esos metabolitos, que de ese modo se vuelven inertes y pueden ser secretados por la orina.

Pero no todo es así de fácil. Tomemos como ejemplo uno de los fármacos sin receta más comunes, el paracetamol, y otro con receta, Percocet, que son los analgésicos más populares y que pertenecen a un tipo de fármacos llamados acetaminofenos y que son los más utilizados para combatir el dolor y la fiebre.

Para asegurarse de que el paracetamol llegue a consumirse a cualquier edad, está disponible en forma soluble para niños, en suspensión, tabletas masticables y, por supuesto, como las clásicas pastillas para tragar.

Uno de los efectos secundarios más terribles del paracetamol es la insuficiencia hepática aguda. Este medicamento libera un metabolito tóxico llamado N-acetil-p-benzoquinonemina (NAPQI), el cual suele descomponerse antes de que el organismo llegue a neutralizarlo. Pero este metabolito tóxico tiene una afinidad con las proteínas hepáticas y se une a ellas antes de que el organismo pueda descomponerlo y neutralizarlo. Las personas que engullen los analgésicos o que los toman con demasiada frecuencia corren el peligro de llegar a una sobredosis (grave o no) de acetaminofenos, a una hepatoxicidad prolongada (una hepatitis tóxica) y a tener el hígado totalmente dañado.

El acetaminofeno se vincula específicamente con el proceso oxidativo y la disfunción mitocondrial. Esto daña considerablemente a las células hepáticas y hace que éstas se inflamen y empiecen a morirse. Este fármaco puede afectar también a los riñones.

¿Has oído hablar con frecuencia de alguien que haya muerto de una sobredosis de analgésicos?

Finalmente, en junio del 2009, habida cuenta de los crecientes casos de daños hepáticos causados por el acetaminofeno, la Agencia Norteamericana de Alimentos y Medicamentos (FDA) anunció que estaba estudiando la posible retirada del componente acetaminofeno de algunos de los analgésicos más populares, como la Vicodina. La FDA añadió que también estaba considerando la posibilidad de disminuir la dosis máxima diaria (actualmente de 4 g en adultos y 90 mg por kilo en niños).

La industria farmacéutica se caracteriza tanto por no informar a la gente de los posibles efectos secundarios de los medicamentos que produce, como por no llevar a cabo las pruebas y test obligatorios. Ambas cosas van unidas a que el organismo de control, la FDA, no es lo estricto que debiera.

El resultado de ello es que años después de que la FDA haya dado luz verde a un determinado medicamento siguen surgiendo nuevos descubrimientos de investigaciones realizadas sobre él. Un ejemplo de ello es el grupo de medicamentos antiinflamatorios no esteroideos o NSAID (según sus siglas en inglés) del que se ha sabido posteriormente que provoca hepatotoxicidad.

Entre los NSAID más conocidos se encuentra la aspirina, la fenilbutazona, el sulindaco, el piroxicam, el diclofenaco (Voltaren) y la indometacina. Éstos son los nombres genéricos de muchas de las pastillas y cápsulas que utilizamos para el tratamiento de diversas enfermedades cotidianas.

Además de los peligros de utilizar los NSAID, muchos de estos medicamentos producen efectos secundarios que son idiosincráticos. Esto significa que sus reacciones adversas son imprevisibles y pueden darse sin aviso, lo cual favorece a las empresas farmacéuticas que pueden así sofocar posibles protestas y pleitos.

Otro tipo de medicamentos muy recetado es el de los glucocorticoides, los cuales actúan sobre el sistema inmunitario para reducir la inflamación. Además afectan a los hidratos de carbono alteran el mecanismo de absorción de los hidratos de carbono y a la formación de grasas.

Los glucocorticoides suelen estimular el apetito, aumentar la acumulación de glucógeno en el hígado y provocar lo que se llama obesidad androide o central, o grasa acumulada en el abdomen y el tronco. Dado su potente efecto antiinflamatorio y su capacidad para inhibir el sistema inmunitario, los glucocorticoides sintéticos se utilizan para tratar las alergias, el asma, las enfermedades autoinmunes y la sepsis.

A modo de ejemplo citaré la fluticasona (espray nasal que contiene glucocorticoides), un fármaco muy utilizado para combatir las alergias; y también muchas de las lociones y geles que se recetan para el tratamiento de las erupciones cutáneas.

Engullimos píldoras por diversas razones: catarros y resfriados, dolores y molestias, y dolencias como la artritis, la hipertensión, las infecciones y muchas otras. Médicos y pacientes (la población en general) están tan convencidos de que los medicamentos químicos les curarán o al menos aliviarán sus achaques físicos que suelen –solemos– actuar a ciegas.

El razonamiento de todo esto falla por su base. La medicina moderna nos induce a pensar que las enfermedades son en realidad síntomas de crisis tóxicas. Es decir, se trata de la manera en la que el organismo nos hace saber que existe un desequilibrio en nuestros cuerpos y en nuestro estilo de vida. Incluso el cáncer, pronosticado como una enfermedad terminal, no es una enfermedad. (Más información sobre este tema en mi libro *El cáncer no es una enfermedad*).

Nos hacen creer que las sustancias químicas medicamentosas curan las enfermedades. Pero, tal como hemos visto, los medicamentos sintéticos, mientras alivian o enmascaran los síntomas de la enfermedad, lo que hacen realmente es sumarse a la crisis de toxicidad del cuerpo. Pero esas crisis de toxicidad, incluso en situaciones graves, pueden revertirse con medios suaves e inocuos, tal como veremos más adelante en este libro.

La imposible pastilla «mágica»

La ciencia y la industria farmacéutica han conspirado siempre para descubrir una «pastilla mágica» que pueda «curar» la obesidad, o al menos que pueda comercializarse como la panacea de una población crédula y con sobrepeso. Es bien obvio que la búsqueda de esa pastilla mágica está exclusivamente enfocada a la rentabilidad económica, y no a nuestra salud o bienestar.

Cuando en la Segunda Guerra Mundial se administraban anfetaminas a los soldados alemanes para combatir el hambre, la ciencia médica estaba alborozada. Las anfetaminas se idearon para disminuir el hambre y la comunidad médica creyó que se había descubierto El Dorado.

Acabada la guerra, las anfetaminas se comercializaron como un producto para eliminar el apetito. Finalmente, en los años cincuenta se prohibió su venta, una vez que las autoridades sanitarias se dieron cuenta de que se estaba abusando alegremente de ellas.

Hoy día, en Estados Unidos, hay a la venta un buen número de pastillas que prometen controlar el apetito; y hay también una población crédula y con sobrepeso que buscando una «solución fácil» las compra.

Pues bien: aunque las anfetaminas, que son psicoestimulantes, se prohibieron en la década de los años cincuenta por sus efectos adictivos, más tarde fueron sustituidas por una profusión de pastillas para la dieta que en la actualidad atienden a diversos nombres: depresores del apetito, inhibidores del apetito, o bien menos inquietantes como «suplementos dietéticos» o «suplementos para la pérdida de peso».

Los medicamentos para la obesidad o pastillas para bajar peso se denominan anoréticos o anorexigénicos, que limitan o frenan la ingesta de alimentos y por consiguiente reducen el número de calorías que el individuo consume.

Estos fármacos disminuyen el apetito en una de las dos maneras siguientes.

Según la reacción química que producen, o bien reducen el apetito o bien engañan al cerebro haciéndole creer que está «lleno», aunque el nivel de glucosa en sangre indique lo contrario. A esto se le llama la «respuesta de saciedad».

La lógica es bien simple: si uno come menos es menos proclive a engordar, lo que es mejor: perderá peso. Llevados por el deseo de encontrar una solución rápida a sus problemas de peso, hay personas que no se detienen a pensar en los potenciales efectos secundarios que esas pastillas pueden causar en la bioquímica del organismo.

Las pastillas inhibidoras del apetito son fármacos sintéticos (ya sabemos cómo actúan en el hígado) que provocan reacciones en las hormonas y en los neurotrasmisores que regulan el metabolismo del cuerpo y su estado de ánimo. Entre éstos se encuentran las catecolaminas y la serotonina, la norepinefrina y la dopamina, importantes neurotrasmisores que afectan a diversos procesos del organismo.

Tomemos por ejemplo la sibutramina (Meridia en EE. UU. y Reductil en Europa), un medicamento, inhibidor rápido del apetito, que actúa sobre la serotonina, la dopamina y la norepinefrina, todos ellos neurotrasmisores.

Se trata de medicamentos controvertidos que están vinculados a fallos cardíacos y renales, problemas gastrointestinales e incluso la muerte.

Después de una protesta popular contra los inhibidores del apetito, la FDA publicó, en diciembre del 2008, una lista de 27 productos catalogados como «suplementos dietéticos» para perder peso que contenían de modo ilegal sibutramina.

En marzo del 2009 aparecieron diversos informes a cerca de cierto «complemento herbal» chino de venta en Europa que contenía el doble de dosis de la versión permitida del fármaco. Pero no acaba aquí la cosa: en abril del 2009, la FDA ordenó la retirada del mercado de 34 «complementos herbales» más, lo que hacía un total de 73 «pastillas para adelgazar» y otros productos para perder peso contaminados con peligrosas sustancias químicas. La mayoría de ellos habían sido importados de China.

Los agentes químicos más presentes en esos productos son: sibutramina (sustancia controlada), fenitoina (antiepiléptico), fenolftaleína (solución utilizada en experimentos clínicos y posible carcinógeno) y bumetadina (diurético).

A continuación veremos algunas sustancias químicas que sorprendentemente aparecen en las pastillas para adelgazar: Femproporex (un estimulante de venta no autorizada en EE. UU. que puede ocasionar presión arterial alta, palpitaciones, arritmia), fluoxetina (ingrediente activo del Prozac, un antidepresivo), furosemida (ingrediente activo de Lasix, un potente diurético que puede causar grave deshidratación y desequilibrio electrolítico), y rimonabant (ingrediente activo del Zimulti, que no está autorizado en EE. UU. debido a un incremento en el riesgo de trastornos neurológicos y psiquiátricos como efectos secundarios).

Muchos de los productos que contienen esas sustancias químicas se hacen pasar por «extractos herbales o naturales», y por muy buenas razones. En un principio los suplementos dietéticos se consideraban originariamente remedios herbales que no necesitaban la aprobación de la FDA, ya que estaban realizados a partir de hierbas naturales, plantas, semillas e incluso quitina, un almidón presente en el exoesqueleto de los crustáceos.

Pero la realidad es que la mayoría de esas formulas llamadas herbales contienen ilegalmente agentes químicos sintéticos que los hacen «más efectivos» pero que tienen consecuencias funestas para la salud.

Se trata de un mercado no regulado, con poco o ningún control. Teniendo en cuenta los millones de dólares que están en juego y la competitividad en los mercados, muchas de las llamadas pociones herbales mágicas que se venden sin receta son en realidad unos peligrosos cócteles tóxicos.

Algunos de los medicamentos sin receta funcionan con un anestésico llamado benzocaína que entumece la boca y hace que comer resulte desagradable. Y la gente lo compra.

Vamos ahora a echar un vistazo a los medicamentos para perder peso que actúan no como inhibidores del apetito sino como «inhibidores de la lipasa». Llamado genéricamente Orlistat (su marca es

Xenical), este fármaco fue aprobado por la FDA en 1999 para regular el peso.

Lo que hace Orlistat es bloquear las enzimas del intestino delgado que metabolizan las grasas ingeridas en pequeñas moléculas para que puedan ser absorbidas por el organismo. Se cree que este fármaco altera la capacidad del organismo para digerir grasas en una tercera parte, lo cual produce pérdida de peso.

¿Y qué sucede con las grasas no absorbidas? Los fabricantes de este medicamento afirman que se eliminan a través de las heces. Realmente el Orlistat produce heces grasientas, pero en junio del 2009 este fármaco pasó a formar parte de la lista de sustancias a ser investigadas por sus posibles efectos adversos para la salud, en este caso, toxicidad hepática, cálculos biliares y renales, fluidificación de la sangre y lesiones precancerosas en el colon.

En el 2006 diversos grupos de consumidores montaron campañas de interés público en torno a las acciones de la FDA, poco después de que la empresa farmacéutica GlaxoSmithKline recibiera la aprobación oficial para vender Xenical sin receta médica, en forma de cápsulas la mitad de potentes llamadas Alli.

Las pastillas para adelgazar tienen un historial médico muy controvertido, muchas de ellas han estado prohibidas a lo largo de los últimos años. La FDA ha retirado del mercado muchos medicamentos inhibidores del apetito que alteran el nivel de serotonina en el organismo, mientras que según informes médicos otros alteran el nivel en sangre de las catecolaminas y producen insomnio, nerviosismo y euforia.

En 1990 se retiró del mercado un medicamento extremadamente controvertido, un supresor del apetito llamado Fen-fen, formado por la combinación de dos fármacos: la fenfluoramina y la fentermina.

Existe una grave enfermedad pulmonar llamada hipertensión pulmonar primaria que según estudios realizados está vinculada a la fenfluoramina; así pues no sólo se retiró del mercado el Fen-fen, sino que en 1997 otros dos medicamentos más que contenían flenfluoramina: Pondimina y Redux, también fueron retirados de las farmacias.

Y posteriormente, en el año 2000, se prohibieron los medicamentos que contenían fenilpropanolamina, otro supresor del apetito, al saberse que desencadenaban accidentes vasculares. Por causas similares la FDA prohibió en el 2004 la efedrina en los suplementos dietéticos.

Pero, según parece, la FDA ha dejado un vacío legal en lo que concierne a los procedimientos regulatorios de algunos medicamentos, y ello permite que éstos se utilicen para usos no específicos. Esto significa que los médicos pueden todavía recetarlos, una práctica peligrosa que deja prácticamente las manos libres para utilizar esas sustancias tóxicas.

No hay tratamientos milagrosos

En Estados Unidos el tercio de población obesa y los dos tercios con sobrepeso constituyen un grupo muy sugerente de individuos a manos de médicos y empresas farmacéuticas.

En algunos de los denominados tratamientos de adelgazamiento que prometen perder peso de manera «fácil» se recomienda el uso de antidepresivos y de anfetaminas. Se sabe que los antidepresivos inhiben inicialmente el apetito, si bien gran parte de los individuos con sobrepeso suelen volver a ganar kilos cuando todavía están tomando estos fármacos.

Tal como se ha mencionado anteriormente, las anfetaminas están prohibidas para ser utilizadas como supresores del apetito, pero hay médicos de los que se catalogan a sí mismos como expertos dietistas que las administran a pacientes desesperados que buscan un «tratamiento milagroso» para la obesidad.

Es bien sabido que no existen las dietas milagro, pero sigue la búsqueda de fármacos antiobesidad. Entre esos descubrimientos está el de un espray nasal del que se afirma que controla el apetito y la obesidad. Este producto aún en estudio mientras finalizaba este libro contiene una hormona llamada PYY3-36. El laboratorio que investiga este fármaco afirma que el producto contiene una hormona natural, y no las hormonas sintéticas que están presentes en otros medicamentos antiobesidad del mercado. ¡Como si perder peso fuera tan sencillo como rociarse la nariz con un espray!

No me malinterpretes, lector, la ciencia y la investigación científica nos aportan luz y estamos envueltos en un constante aprendizaje del conocimiento del cuerpo humano, pero aún está por ver el que los inhibidores del apetito funcionen realmente. Pero lo peor de todo es que cuando los científicos utilizan sus conocimientos para enriquecerse por lo general significa poner nuestra salud en riesgo.

La cuestión principal es la siguiente: ¿debemos alterar nuestro complejo y delicado equilibrio hormonal habiendo maneras naturales de perder peso?

Los médicos –para gran consternación de las personas con sobrepeso– se han dado cuenta de que tras una pérdida inicial de peso por medio de los inhibidores del apetito el proceso se estanca. Y lo que es peor: gran parte del peso perdido vuelve a ganarse.

Quizás es la manera natural que tiene el organismo de indicar que el uso de esos fármacos es inútil. No se puede desconectar una hormona y esperar no sentir ya hambre.

El cuerpo tiende a comer porque necesita nutrirse. Se diría que el logro de una píldora mágica contra la obesidad está condenado al fracaso, ya que eso es algo que va en contra de nuestro propio instinto de supervivencia.

Las hormonas del hambre

El apetito, la saciedad y el metabolismo son unos complejos procesos bioquímicos que no pueden sencillamente desconectarse, como muchos parecen creer.

En este apartado del libro veremos algunas de las hormonas naturales de nuestro organismo y los papeles que desempeñan a la hora de regular la energía y desarrollar las respuestas de apetito y saciedad.

La bioquímica del apetito implica diversas hormonas producidas en diferentes órganos del cuerpo. Las hormonas que juegan un papel directo en el metabolismo y en el almacenamiento de la grasa son: insulina, leptina y ghrelina.

La ciencia médica ha vinculado de manera concluyente la obesidad con la resistencia a la insulina (como en el caso de la diabetes 2) y las enfermedades cardiovasculares, que cuando se presentan juntas reciben el nombre de síndrome metabólico, o en jerga médica obesidiabetes.

Se trata de una enfermedad moderna causada principalmente por dos factores: una vida sedentaria y una dieta insana rica en hidratos de carbono y azúcares refinados y con edulcorantes como el sirope de maíz.

Los estudiosos del tema han demostrado que las semillas del síndrome metabólico se plantan criando a los niños con dietas ricas en hidratos de carbono y azúcares refinados. Algunos nutricionistas van más lejos y afirman que más que las grasas saturadas (a menos que se consuman en grandes cantidades y de manera regular) son los hidratos de carbono refinados y los azúcares las causas que originan el síndrome metabólico.

En este apartado intentaremos comprender el vínculo entre insulina y obesidad, el papel que juega la insulina en la regulación del metabolismo y por qué el consumo de alimentos refinados que hacen los individuos con sobrepeso es una combinación contraproducente y letal.

La insulina es una hormona que se produce en páncreas. Es el regulador principal de la glucosa en sangre o del nivel de azúcar en sangre.

Cuando los hidratos de carbono llegan al intestino delgado se descomponen en glucosa, y ésta a su vez llega a la sangre para ser trasportada a todas las células del organismo que la utilizan como combustible energético.

La insulina proporciona glucosa a las células, las cuales son impermeables al componente. La insulina se une a unos receptores específicos de las membranas celulares y permiten de este modo que la glucosa llegue a las células.

Los individuos resistentes a la insulina son aquéllos cuyas células no responden a la insulina. Una razón es la significativa reducción de los receptores sensibles a la insulina en las membranas celulares. Esto genera un círculo vicioso, dado que la insulina no funciona, el nivel de azúcar en sangre aumenta y el páncreas secreta más insulina, lo cual irónicamente tampoco funciona. Ello acaba en unos niveles de insulina anormalmente altos, un círculo vicioso que es el meollo de la diabetes tipo 2.

¿Pero por qué la resistencia a la insulina induce al aumento de peso? Sin glucosa, su combustible básico, las células corporales quedan privadas de energía, experimentan la escasez y empiezan a anhelar glucosa. Entonces es cuando el cuerpo demanda más comida.

Este proceso estimula la liberación de más insulina (que no puede utilizarse). El exceso de glucosa que se almacena en el cuerpo se convierte en grasa, esta grasa se almacena en el hígado y en el tejido adiposo; resultado: obesidad.

Por consiguiente, las personas con resistencia a la insulina tienen un nivel alto de insulina en sangre, nivel alto de glucosa y un exceso de tejido graso.

La resistencia a la insulina explica asimismo por qué las personas con sobrepeso y las obesas experimentan un ansia especial de tomar alimentos ricos en hidratos de carbono.

Los alimentos refinados (hidratos de carbono) son una fuente constante de glucosa. Contrariamente a los hidratos de carbono completos, los refinados (a los que la mayoría de la población norteamericana es adicta) comportan otro problema. Causan que el nivel de azúcar en sangre aumente repentinamente, lo que produce asimismo un aumento de insulina. Para compensar los frecuentes incrementos de insulina, las células del cuerpo se ponen a la defensiva y disminuyen el número de receptores de insulina de sus membranas. De este modo la resistencia a la insulina empeora. Esto quizás explique el clásico tópico: «cuando más gordo eres, más gordo te vuelves».

El síndrome metabólico se caracteriza por lo siguiente:

- Excesiva grasa abdominal o adiposidad central.
- Nivel alto de azúcar en sangre.
- Nivel alto de triglicéridos.
- Nivel bajo de HDL y alto de LDL.

Se considera que el síndrome metabólico afecta a entre un 20 y un 25 por 100 de la población norteamericana.

El estrés puede hacerte engordar

El estrés crónico y la ansiedad suelen acabar en kilos, se trata de una conexión que los estudios de investigación han demostrado repetidamente. El estrés emocional es un factor de la vida moderna, algo que todos experimentamos. La intransigencia en el trabajo, los problemas de las relaciones familiares, los líos personales y los problemas económicos son tan sólo algunos generadores de ansiedad que cargan nuestras mentes y deterioran nuestra salud.

El temperamento también juega un papel importante en la manera de manejar el estrés. Hay personas que pueden sobrellevar el estrés mejor que otras, pero las hay que lo convierten en una situación crónica.

La relación entre estrés y obesidad es compleja y desde luego no todos los individuos con propensión a la ansiedad tienen sobrepeso. Pero el estrés está con frecuencia relacionado con la obesidad. Quizás ello se deba, además del temperamento, a que las personas con sobrepeso se enfrentan a más estrés que otras. El solo hecho de tener sobrepeso provoca otros problemas de salud, además está el aspecto estresante de la obesidad y la percepción negativa que uno tiene de sí mismo, lo cual puede ocasionar ansiedad y depresión.

En el proceso evolutivo, la respuesta de estrés es una respuesta de «lucha o huida», en la que un estímulo como la detección de un predador causó ciertos cambios bioquímicos en el organismo que preparó al hombre primitivo a enfrentarse a cualquier eventualidad.

La respuesta de estrés produce un esteroide natural llamado cortisol, y ello provoca que el hígado libere de inmediato glucosa al flujo sanguíneo. Esta respuesta urgente hace que el cuerpo reciba un combustible extra de manera que todo el organismo se inunde de la energía necesaria para lidiar con el causante del estrés.

Una vez que la sangre se inunda de glucosa, el páncreas recibe una señal para liberar la insulina. El aumento de insulina ayuda a las células corporales a trasformar la glucosa en energía.

Cabe señalar que el cuerpo responde del mismo modo frente a las subidas de glucosa e insulina que recibe que lo hace cuando se le alimenta de hidratos de carbono refinados y azúcares (como se ha descrito anteriormente). Con el tiempo se produce una resistencia insulínica, lo cual una vez más da lugar al círculo vicioso de ansias de comer y obesidad del síndrome metabólico.

A diferencia de nuestros ancestros, nosotros no tenemos que enfrentarnos a predadores físicos, pero las fuentes de estrés emocional, miedo y ansiedad se han multiplicado con el tiempo. En vez de subidas de cortisol, los individuos con ansiedad crónica tienen niveles de cortisol altos, lo cual fomenta la resistencia a la insulina.

El estrés eleva además el nivel de colesterol, lo cual con el tiempo conduce a una enfermedad llamada ateroesclerosis o a un bloqueo arterial que provoca hipertensión y reduce la aportación de sangre al corazón.

Las personas con sobrepeso sufren con frecuencia un doble revés, suelen «alimentarse de estrés» y confían en alimentos-confort que les hagan sentir mejor. Los alimentos-confort –patatas chips, pasta, tortillas mejicanas, alimentos precocinados y refrescos de cola– son ricos en hidratos de carbono y en edulcorantes como el sirope de maíz.

Estos alimentos fomentan de manera directa la formación de grasas, cargan el tejido adiposo, producen ansias de hidratos de carbono y también el ciclo vicioso del síndrome metabólico.

De improviso, una persona se encuentra en una «trampa de grasa» de la que no sabe cómo salir. En tales circunstancias, es totalmente vulnerable a las peroratas de las dietas para perder peso y a las páginas web que ofrecen «consejos fáciles para perder peso».

Pero lamentablemente muy pocas personas se dan cuenta de que son carne de cañón de unas frenéticas y astutas campañas comerciales. Obsérvese cómo ninguna de esas dietas de adelgazamiento menciona temas de salud y cómo reparten alegremente fórmulas «quema-grasas» y dietas light que prometen recuperar la línea. ¡Ay!

Apetito: la clave mágica

Hemos hablado del papel de la insulina en el metabolismo, el nivel de glucosa en sangre y la resistencia insulínica en la obesidad y las enfermedades metabólicas. Pero es el hipotálamo el que controla las necesidades nutricionales del cuerpo y los niveles de las diferentes hormonas, la glucosa en sangre y de los ácidos grasos.

Esta estructura cerebral relativamente pequeña, que casualmente regula también la temperatura, es el procesador central que controla el apetito y responde a las señales de ansiedad por medio de unos complejos senderos bioquímicos.

El páncreas y otros órganos directamente relacionados con la entrada de energía y el metabolismo simplemente hacen su trabajo. A este proceso de regulación del equilibrio energético se le llama homeostasis.

El hipotálamo es sensible a dos hormonas en especial: la leptina y la ghrelina. Ambas hormonas son a su vez sensibles a los patrones de sueño, los cuales influyen en los hábitos alimenticios.

La sensación subjetiva del hambre es en realidad que nuestro hipotálamo siente como decae el nivel de glucosa en sangre. El hígado, que trasforma el alimento en glucosa, indica al hipotálamo lateral que nos urja a abrir el frigorífico, nos sirvamos una comida o bien vayamos al restaurante.

La hormona llamada leptina, que se produce en las células grasas del cuerpo, juega también un papel en el apetito. El nivel bajo de leptina le indica al hipotálamo que el cuerpo necesita más glucosa.

Después de comer empezamos a digerir los alimentos y el nivel de glucosa asciende, ahí es cuando en el hipotálamo se produce la respuesta de saciedad y éste nos indica que dejemos de comer.

Esto sucede cuando el estómago y el páncreas liberan una hormona llamada ghrelina, la cual actúa en el hipotálamo ventromedial. Cuando estamos «llenos» también se libera la leptina en las células grasas que indica saciedad.

Algunos estudios indican que los individuos con sobrepeso que son resistentes a la insulina pueden también ser resistentes a la leptina. Cuando se da este caso el hipotálamo falla a la hora de reconocer la respuesta de saciedad que genera el nivel alto de leptina. Ésa es la razón de que las personas con sobrepeso sigan comiendo: su cuerpo no les advierte de que ya han comido suficiente.

¿Qué significa todo esto? El cuerpo humano está concebido para alcanzar un sentido de equilibrio. Sin embargo, las hormonas, los neurotrasmisores, los órganos y los tejidos de los individuos con sobrepeso funcionan de manera anormal y ello hace que su cuerpo busque el equilibrio de una manera sesgada.

Cuando la obesidad se debe a un mal funcionamiento del sendero hipotálamo-leptina-ghrelina, se denomina «obesidad hipotalámica».

Ese desequilibrio puede corregirse por procedimientos naturales que limpian y desintoxican el cuerpo; lo cual, unido a una buena nutrición y a una buena actividad física, restablece el organismo, lo conduce a su manera de funcionar natural y sana y a un peso corporal óptimo.

La tiroides es otra glándula que juega un papel decisivo en el metabolismo del cuerpo humano, se trata de la glándula más grande del cuerpo y está situada en el cuello. Influye y controla otras hormonas en el cuerpo y ello determina la velocidad con la que el cuerpo quema las calorías que recibe y utiliza la energía.

Cuando la tiroides funciona mal, debido a una producción por encima o por debajo de lo normal de la hormona tiroxina, se genera el hipertiroidismo o el hipotiroidismo.

Las personas con hipotiroidismo tienen un nivel bajo de tiroxina y un metabolismo lento. Las células se aletargan, el cerebro aminora su marcha y se produce una sensación general de apatía, fatiga y a veces depresión.

El hipotiroidismo produce otros síntomas, así como intolerancia al frío, estreñimiento, caída del cabello y piel seca. Estos síntomas son el resultado de un índice bajo del metabolismo basal, un índice en el que el cuerpo quema energía estando inactivo. ¿Y qué es lo que hace que el hipotiroidismo lleve a aumentar de peso?

Dado que las células corporales se aletargan y utilizan menos energía, el cuerpo se encuentra con una cantidad extra de combustible. Por lógica, uno necesita comer menos para no generar demasiado combustible, y aún más: necesita hacer ejercicio y quemar la energía sobrante.

El problema está en que las personas con sobrepeso siguen otros sistemas; han perdido la capacidad de quemar el exceso de combustible debido a factores como la resistencia a la insulina y a la leptina; el hígado graso o a una dependencia excesiva a las bebidas dulces y a los alimentos refinados.

Cuando ya otros procesos metabólicos están en punto muerto, los alimentos consumidos y la energía que éstos generan son excesivos para un organismo con una glándula tiroides poco activa.

El hipotiroidismo tiene diversas causas que incluyen la fatiga adrenal, una pobre producción de tiroxina, la exposición a ciertos metales –como el mercurio–, el estrés y los desequilibrios nutricionales que incluyen la falta de yodo, de zinc y de vitaminas B, C, y E, y el excesivo consumo de soja.

Además de asegurarse de tomar suficientes vitaminas y minerales, deben tomarse rábanos, algas ricas en yodo, algunas gelatinas y eliminar de la dieta grasas saturadas sustituyéndolas por aceite de coco.

Obesidad: sazones y aliños

Otro factor que influye en la obesidad es la humilde sal de mesa. Existen diversos estudios que vinculan la ingesta de sodio con el sobrepeso. Reproduzco los interesantes descubrimientos de un estudio finlandés llevado a cabo por dos investigadores de la Universidad de Helsinki y la de la Universidad de Kuopio, que publicaron sus descubrimientos en la revista *Progress in Cardiovascular Diseases* (Avances en enfermedades cardiovasculares) en el 2006.

Estos investigadores afirman que en Finlandia, durante un período de 30 años, la reducción de sal de entre un 30 y un 35 por 100 supuso el sorprendente descenso del 75 al 80 por 100 en enfermedades coronarias y hemiplejías.

El estudio continúa citando al American Salt Institute, una organización sin ánimo de lucro, afirma que la ingesta de sal en EE. UU. doblaba a la de mediados de los años ochenta y de finales de los noventa. Estos datos coinciden perfectamente con las espectaculares cifras de obesidad tanto en hombres como en mujeres en Norteamérica. Los estudiosos finlandeses dan una interesante interpretación a sus descubrimientos; señalan que el incremento de la ingesta de sal conduce a un aumento de la sed, y para saciar la sed el norteamericano medio acude de manera casi instintiva a los refrescos de cola u otros refrescos edulcorados artificialmente.

¿De dónde procede el exceso de sal? Un gran porcentaje de la ingesta media de sal de los norteamericanos proviene de los alimentos preparados; un 20 por 100 de la carne y de los productos cárnicos, y alrededor de un 35 por 100 de los cereales para el desayuno.

El estudio no afirma que haya un vínculo concluyente entre alimentos procesados y obesidad, pero sin embargo las conclusiones son provocadoras.

Además, es un hecho científico que la sal produce sed. Cuando el nivel de sal es elevado, las personas muestran señales de deshidratación y el cuerpo intenta retener la mayor cantidad de agua posible para neutralizar el sodio. De no ser así, el nivel ácido del organismo subiría peligrosamente y alteraría el equilibrio del pH (acidez y alcalinidad) que necesita mantenerse en un margen muy estrecho. A fin de reducir la potencia del flujo, los vasos sanguíneos se constriñen y esto produce hipertensión.

La retención de líquido y la hipertensión están estrechamente relacionadas con la obesidad, en realidad hay investigadores que afirman que nada menos que un 75 por 100 de personas hipertensas tienen sobrepeso.

6

Cirugía: ¿una solución fatídica?

Puntos y grapas

Sólo se me ocurren dos razones que den sentido al enorme éxito que tiene la cirugía a la hora de perder peso en Estados Unidos: la obsesión del mundo occidental de optar por soluciones rápidas debido al rechazo de cualquier tratamiento que requiera ni una sola gota de esfuerzo, y los alucinantes beneficios que los cirujanos obtienen con esa brutal práctica.

He aquí unos terribles y fríos datos:

Índice de mortalidad: De un 1 a un 3 por 100 aproximadamente de las personas que se someten a una intervención quirúrgica para perder peso mueren al cabo de unos años a causa de ésta.

Intervenciones extras: Nada menos que un 22 por 100 de esos pacientes sufre complicaciones posquirúrgicas mientras siguen en el hospital; un 40 por 100 afirma sufrir complicaciones de salud en los 6 primeros meses de la intervención; y un 20 por 100 necesita alguna otra intervención para solucionar las complicaciones sufridas en el quirófano.

«Demasiado éxito»: Un 30 por 100 de los pacientes desarrollan deficiencias nutricionales, como anemia y osteoporosis. A veces, la

intervención tiene tanto «éxito» que los pacientes llegan a fallecer debido a una grave malnutrición.

Índice de fracasos: Cuando el paciente no fallece o cae gravemente enfermo es muy probable que vuelva al punto de partida, esto sucede porque un 25 por 100 de las personas que se someten a estos tratamientos quirúrgicos para reducir peso no pierden todos los kilos que esperaban. Ello ocurre bien porque la intervención no ha tenido éxito, bien porque el paciente no ha seguido la dieta posoperatoria.

«Cirugía bariátrica» es el término que se emplea para describir diversos procedimientos quirúrgicos en los que se eliminan extensos tramos del tracto digestivo a fin de reducir esencialmente la ingesta de alimentos.

Su funcionamiento se basa en dos principios sencillos, aunque terriblemente violentos: reducir forzosamente el apetito y la ingesta de alimentos a fin de recortar las calorías ingeridas y restringir la capacidad del ahora insensibilizado tracto digestivo de absorber los nutrientes de los alimentos.

La cirugía es el último recurso que tienen muchos individuos con obesidad mórbida después de haber intentado numerosas dietas, ejercicios y medicamentos. Desesperados por no poder seguir una vida normal, estos pacientes consienten en someterse al bisturí y permiten que el cirujano les abra el abdomen, les extraiga órganos vitales y los retuerza, los cambie de sitio, los cosa, los grape y vuelva a dejar dentro el resto en un revoltijo totalmente antinatural.

Dicho de otro modo: algunos individuos obesos –al menos 200.000 al año en EE. UU.– eligen conscientemente quedar lisiados y mutilados. Sé que son palabras duras, pero no exagero.

La obesidad mórbida puede ser mortal, y existe una enorme cantidad de problemas de salud asociados a ella, además del reto social y personal que la enfermedad conlleva. Pero antes de entrar a debatir las vías alternativas para tratar este problema, echaremos un vistazo a por qué parece que funciona la cirugía para reducir peso.

Existen numerosas intervenciones quirúrgicas que reciben diferentes nombres, como baipás gástrico, baipás biliopancreático, grapado de estómago o gastroplasia, banda gástrica ajustable y tubo gástrico.

Otra opción que en Europa aún es experimental es el «marcapasos gástrico», el cual se implanta en la superficie del estómago de una manera bastante similar al marcapasos que se implanta en el corazón. Este aparato conecta con el sistema nervioso y con el cerebro para imitar la sensación de saciedad, en otras palabras: hace que el sujeto se sienta lleno incluso cuando no está comiendo.

Contrastemos esto con el complicado proceso de homeostasis de la energía que los médicos todavía no acaban de comprender del todo. Como se comentará en el capítulo 11, el proceso de regulación de la energía está dominado por dos hormonas, la ghrelina y la leptina, que trabajan conjuntamente por medio de una complicada serie de senderos controlados por el hipotálamo.

A pesar del trascurso de décadas de investigación, los científicos aún no han descubierto los precisos mecanismos de funcionamiento de estas hormonas que trasmiten los mensajes de hambre y saciedad.

Son diversos los fármacos que han intentado manipular ese delicado equilibrio y han fallado. Ahora existe un dispositivo eléctrico que pretende alterar un proceso que la naturaleza aún no ha revelado a la ciencia médica.

Deja de lado la moderna jerga médica acerca de las intervenciones quirúrgicas para perder peso y lo que te encontrarás es un estómago reducido en un 15 por 100 de su tamaño original, y un intestino delgado (la base de la digestión y de la inmunidad) al que se le han extraído segmentos esenciales como el duodeno.

Con estas intervenciones, no sólo se reduce drásticamente la ingesta de alimentos sino que lo que queda del tracto digestivo no puede procesar, metabolizar ni absorber debidamente lo que lleva en su interior. Por consiguiente las intervenciones para perder peso alteran totalmente la bioquímica corporal y el metabolismo de un modo que la naturaleza nunca se propuso.

De modo que no es sorprendente que la naturaleza se subleve, por mucho que se afirme que la cirugía bariátrica aporta resultados extraordinarios, reducciones de hasta la mitad del peso corporal, lo cierto es que también está asociada a peligrosas complicaciones médicas.

Hay que recordar que este tipo de cirugía es irreversible, no se puede volver a restablecer el fragmento de intestino delgado que se ha seccionado alegremente o esperar que una porción de estómago inutilizada durante varios meses vuelva a funcionar de nuevo.

La vuelta a la barbarie

Una de las consecuencias más graves de la cirugía del baipás gástrico es la malnutrición. Mientras la dieta posoperatoria está forzosamente unida a la inclusión de vitaminas y suplementos minerales, el insensibilizado tracto digestivo no puede ya absorber esos elementos de los pocos alimentos que el paciente toma ahora.

El cuerpo humano no es una máquina que responde a una simple extracción y sustracción y a un puñado de minerales. El Instituto Nacional de Diabetes y Enfermedades Digestivas y Renales de EE. UU. admite que un 30 por 100 de los pacientes que se someten a una cirugía bariátrica puede sufrir graves problemas de carencias nutricionales, entre ellas anemia y osteoporosis, así como intolerancia a las carnes, los productos lácteos y otros tipos de alimentos.

Otro efecto secundario de este tipo de cirugía es la hipoglucemia, o bajo nivel de azúcar en sangre. Los síntomas de una hipoglucemia son entre otros: aturdimiento, taquicardia, alucinaciones, sudores y ansias de comer. De no tratarse de inmediato, los pacientes pueden entrar en coma, como el caso de los diabéticos cuando experimentan un peligroso descenso del nivel de azúcar en sangre.

De hecho es lógico suponer que si se reduce de manera drástica la ingesta de alimentos, el nivel de azúcar en sangre caiga. Pero la cosa es mucho más complicada, un grupo de investigadores de la Clínica Mayo descubrió una conexión entre hipoglucemia y una dolencia llamada hiperinsulinemia, una combinación muy grave para la salud.

La hiperinsulinemia es un exceso de insulina en el flujo sanguíneo. La insulina es una hormona que ayuda a las células corporales a absorber la glucosa por medio de las membranas celulares.

Tras una intervención quirúrgica de las que estamos hablando, la cantidad de insulina liberada por el páncreas es demasiada en proporción a la poca glucosa que se produce en ese momento dado el poco volumen de alimentos que se ingieren. Simplemente el organismo no tiene la glucosa que necesita.

La segunda razón para el elevado nivel de insulina posoperatorio es que las personas obesas suelen desarrollar en el páncreas más islotes productores de insulina. Se trata de un reajuste anormal que el cuerpo hace cuando la cantidad de alimentos es sistemáticamente alta; tras la intervención, a pesar de la gran reducción en la ingesta de alimentos, el páncreas continúa produciendo mucha insulina.

En la investigación llevada a cabo en la Clínica Mayo se descubrió también que la cirugía de baipás gástrico puede estimular la proliferación de islotes celulares o llevar a estas células a una hiperactividad. Esto, a su vez, hace que circule en la sangre un nivel de insulina extremadamente peligroso.

Al anormal crecimiento de las células pancreáticas se le llama nesidioblastosis. La única solución a esta anomalía es la extracción del páncreas, el cual además de producir insulina fabrica también numerosas enzimas digestivas.

Pero sabemos muy poco acerca de las consecuencias de la alteración interna de la arquitectura del cuerpo humano. Si bien el baipás gástrico hace unas cinco décadas que se realiza, la conexión entre hiperinsulinemia y la hipoglucemia no se ha descubierto hasta el año 2005.

Las intervenciones para perder peso tienen otros graves efectos secundarios, uno de ellos es el llamado «síndrome de vaciamiento rápido», con síntomas como mareos, calambres abdominales, vómitos, diarreas y reflujo, entre otros.

El vaciamiento rápido se produce debido a que la reducción del tracto digestivo obliga a un estómago muy reducido a verter los alimentos no digeridos a un intestino delgado más corto, obstruyéndolo y congestionándolo. El alimento, entonces, no se metaboliza adecuadamente. Los alimentos no digeridos, cuyos nutrientes no han podido ser absorbidos en las paredes intestinales, suelen volver atrás, a un estómago reducido, o producir reflujo gástrico. Pero la cosa no acaba aquí, también se dan otras complicaciones en el estómago e intestinos, como hernias, neumonía, infecciones, abscesos abdominales, obstrucciones intestinales, hemorragias y cálculos biliares.

Las fístulas grastrointestinales son una secuela importante de la cirugía bariátrica y se producen cuando se ha seccionado una porción del intestino y se ha vuelto a unir a otra porción del sistema digestivo. Se dan cuando dos partes no han quedado bien conectadas, o se han desgarrado las suturas o bien cuando esas dos partes no han quedado bien unidas.

Cabe recordar también que puesto que se ha eliminado gran parte del intestino delgado, los intestinos quedan demasiado cerca del estómago y esto puede hacer que parte de los desechos vuelvan a la zona abdominal.

Los restos no digeridos y podridos llevan invariablemente a una infección o incluso una sepsis que puede resultar fatal de no detectarse y tratase a tiempo. El único remedio a ello es una intervención quirúrgica de urgencia.

De ventajas y fraudes

A pesar de la aplastante evidencia de que este tipo de intervenciones provocan graves complicaciones médicas, cada vez son más las personas con obesidad mórbida que optan por este tratamiento tan grave con la esperanza de tener una vida sana y normal.

¿Y por qué no? Después de todo, en EE. UU., médicos, hospitales y clínicas, e incluso compañías de seguros, ganan millones de dólares con esas y otras intervenciones quirúrgicas innecesarias.

A la cabeza de la lista de intervenciones quirúrgicas innecesarias está el baipás coronario en los hombres y las histerectomías y las cesáreas en las mujeres. Como telón de fondo tenemos una población que crece cada vez más insana, el miedo asociado a la salud, y una comunidad médica con un terreno abonado para actuar como depredadores. Si a esto le sumamos el agresivo márquetin a favor de esas intervenciones tendremos una parte de la población, crédula y desinformada, dispuesta a soltar un promedio de 30.000 dólares para que les echen a perder sus órganos internos.

Las clínicas privadas y los anuncios de Internet utilizan un material publicitario que incluye actores y actrices de Hollywood como «pacientes modelo» de la cirugía para perder peso, haciendo de un tratamiento brutal algo que suena incluso deseable.

Cuando el ingenioso márquetin proviene de profesionales publicitarios y de Internet, uno no espera que prueben lo que anuncian, pero cuando las afirmaciones vergonzosas vienen de publicaciones médicas la prueba es que la enfermedad ha enraizado en la comunidad médica. Leamos.

En enero del 2009, *Pediatrics,* revista de la Asociación Nacional de Pediatría, publicó: «Reversión de la Diabetes mellitus tipo 2 y mejoras en los factores de riesgos cardiovasculares tras las intervenciones quirúrgicas para perder peso en adolescentes».

La afirmación de que la cirugía para reducir peso puede realmente «revertir la diabetes tipo 2» proviene de un estudio dirigido por el Centro Médico del Hospital Infantil de Cincinnati, EE. UU., uno de los cinco centros médicos que recibieron una subvención de 3,9 millones de dólares del Instituto Nacional de la Salud, una agencia del Departamento de Salud norteamericano.

Se esperaba que el estudio, que recibió la subvención en el 2006, se completara en el 2011. Pero tres años antes de que finalizara el plazo, el 29 de diciembre del 2008, el hospital de Cincinnati hizo estas sorprendentes declaraciones: en el estudio que se estaba llevando a cabo se había observado una «notable, a menudo inmediata, remisión de la diabetes tipo 2 en –sorpréndase el lector– 11 adolescentes que se habían sometido a una intervención como parte del estudio».

El hospital añadía: «Los resultados han sido bastante espectaculares, y por lo que sabemos no hay ningún otro tratamiento antidiabético que haya dado unos resultados tan efectivos como el que hemos visto en la cirugía bariátrica».

La publicación, en la que se hablaba de este estudio como «un gran avance», decía que «para librarse de la diabetes vale la pena someterse a ese tipo de intervención».

A pesar de la clara evidencia de que la cirugía bariátrica puede provocar hipoglucemia y otras graves complicaciones médicas, el director de tratamiento quirúrgico para perder peso en pacientes adolescentes dijo: «Además de la impresionante pérdida de peso, los pacientes que se ha sometido a una cirugía de baipás gástrico han mostrado una significativa mejoría de la presión sanguínea, y en los índices de insulina, glucosa, colesterol y triglicéridos».

Los diversos comunicados de prensa han llamado la atención de los lectores con esas espectaculares afirmaciones dando por hecho que la diabetes tipo 2 en los niños obesos norteamericanos era un problema inquietante y creciente. Tocando la cuerda sensible pretenden ganar credibilidad respecto a unas afirmaciones que el resto de la ciencia médica aún tiene que demostrar.

Cuando los médicos ofrecen procedimientos quirúrgicos para perder peso como una respuesta a dos temas alarmantes de salud en un sector de población vulnerable, hay padres crédulos propensos a picar el anzuelo. No es necesario advertir de que hay chicos que pagan con sus vidas ese exceso de confianza.

La cirugía para perder peso no es todavía una elección común entre adolescentes, aunque en términos absolutos se estima que cada año unos 2700 chicos y chicas pasan por ese tipo de intervenciones. Y con afirmaciones tan descabelladas como la del centro médico de Cincinnati y otros centros, es posible que la opción se haga popular entre los jóvenes.

A continuación otra absurda afirmación realizada en otro estudio, éste realizado en la Universidad Monash de Melbourne, Australia. Publicado en enero del 2008 en el *Journal of the American Medical Association,* el estudio afirma que los pacientes con diabetes a los que se les había colocado una banda gástrica (un tipo de cirugía bariátrica) eran unas cinco veces más propensos a experimentar un remisión de esa enfermedad que los que siguieron un tratamiento convencional para perder peso. Los investigadores estudiaron a 60 pacientes durante 2 años y descubrieron que el 73 por 100 de ellos experimentaron a largo plazo una remisión de la diabetes tipo 2, en comparación con un tan sólo un 13 por 100 de los que siguieron tratamientos convencionales.

Dejando de lado las falsas declaraciones del estudio, el hecho más incriminatorio de este asunto es que el doctor John Dixon, autor principal del estudio e investigador de la obesidad en la Universidad de Monash, recibiera subvenciones y honorarios como conferenciante por parte de Allergan Health, la empresa que comercializa las bandas gástricas.

El doctor Dixon estaba pues obligado a hacer esas declaraciones, y lo hizo claramente contento. En los medios de comunicación se recogió esta declaración: «Creo que la cirugía de la diabetes será muy común en los próximos años».

Por otra parte, los médicos que escribieron el editorial del *Journal* decían respecto al estudio: «Es posible que los conocimientos que empiezan a adquirirse gracias al estudio de las intervenciones quirúrgicas de la diabetes sean los más relevantes desde el descubrimiento de la insulina».

Esos mismos médicos, o los editorialistas, admitieron asimismo haber aceptado viajes pagados por Allergan y otras empresas para asistir en Roma a una conferencia sobre la cirugía de la diabetes.

He mencionado esos dos estudios en detalle por tres razones. En primer lugar, ambos estudios fueron realizados por unas instituciones médicas prestigiosas y publicadas en medios médicos igualmente prestigiosos; pero tanto las instituciones como los medios fueron extremadamente irresponsables, por no decir absolutamente inmorales, realizando tales declaraciones. La segunda razón es para ilustrar lo engañosa que puede ser esa «verdad evangélica». Cuando uno lee un tipo de declaraciones supuestamente verídicas, debe saber discernir. Hay que preguntarse si no esconden algo, si no hay quien pueda beneficiarse de ellas; uno debe preguntarse si conoce todos los datos y siempre llevar a cabo la propia investigación antes de creer a ciencia cierta lo que lee, aunque haya sido en el consagrado *Journal of the American Medical Association.*

El tercer punto que quiero exponer es que no existe tal «remisión» en la diabetes. Además, la banda gástrica no es más efectiva que los métodos naturales que hay para controlar la diabetes tipo 2. En realidad, esa intervención es un procedimiento brutal que no debe realizarse en ningún cuerpo humano.

Sin embargo, utilizando palabras como «remisión», un término que la medicina convencional suele asociar al cáncer, los investigadores esperan suscitar una respuesta emocional que haga más creíbles sus informes.

Otro sorprendente defensor de la cirugía para reducir peso es el sistema norteamericano de salud pública. En el 2006, los estamentos que determinan la política sanitaria de EE. UU. anunciaron nuevas medidas para extender su cobertura a la cirugía bariátrica partiendo de los esquemas de la seguridad sanitaria. Hasta entonces, la seguridad social norteamericana no contemplaba esas despiadadas intervenciones quirúrgicas como parte esencial de los tratamientos de la asistencia sanitaria. Pero en el 2006, el número de personas obesas que se enfrentaban a un bisturí para perder peso y pagaban de su bolsillo la intervención había descendido (y no de manera casual). ¿Qué mejor manera de conseguir enormes beneficios que cubrir ese tipo de intervenciones con el sistema de sanidad pública?

Según las nuevas normas, los aseguradores de la salud pública estarían ahora dispuestos a cubrir a la cirugía bariátrica a particulares siempre que éstos siguiesen los trámites en centros pertinentes y con cirujanos altamente cualificados (como el caso de las clínicas certificadas por el Colegio de Cirujanos Norteamericanos o la Sociedad Norteamericana de Cirugía Bariátrica).

Los beneficiarios debían tener un índice de masa corporal (IMC) de 35 o más alto, y contar con graves trastornos de salud además de obesidad mórbida, tales como hipertensión, una enfermedad coronaria o una osteoartritis.

Tan sólo se cubrirían tres tipos de intervenciones quirúrgicas: baipás gástrico en Y de Roux; la banda gástrica y la cirugía bariátrica con cruce duodenal; pero por supuesto eso cubría los procedimientos más populares.

Después, en febrero del 2009, el CMS (centros de salud pública) corrigió sus criterios y anunció que no cubriría las intervenciones quirúrgicas para reducir peso «en el caso de utilizarse para tratar la diabetes tipo 2 de un paciente con un IMC inferior a 35».

El CMS tiene las miras puestas no en la salud de las personas, sino en sus propios beneficios. ¿Cómo lo hace?

Al igual que otros procedimientos médicos cubiertos por las aseguradoras norteamericanas, los aseguradores ofrecen cobertura médica y después aumentan la letra pequeña para evitar la afluencia de miles de reclamaciones.

No es una treta nueva. El sistema sanitario norteamericano está pensado para sabotear las reclamaciones y nutrir la falsa ilusión de que se preocupa por la salud de la población mientras va frotándose las manos camino de los bancos.

Obesidad mórbida por ansiedad

Otra posible razón de que la cirugía bariátrica sea tan tentadora es que se ha comercializado como una solución inmediata y permanente de la obesidad. En una sociedad en la que tantas cosas se consiguen con sólo tocar un botón o el ratón de un ordenador, hay muy pocas personas dispuestas a invertir tiempo o energía en conseguir nuevos objetivos, la salud entre ellos.

Pero las soluciones no tienen que ser drásticas, ni tampoco es necesaria una explosión repentina de energía para implantarlas. Si uno piensa en el origen de su obesidad mórbida verá que en la mayoría de las personas ésta radica en la excesiva dependencia en los alimentos refinados, los refrescos y la poca o nula actividad física.

Los alimentos refinados, como cereales azucarados, pastas, pasteles, pizzas, nachos, galletas de chocolate, patatas de bolsa y bocadillos preparados y hamburguesas, están todos fabricados con hidratos de carbono refinados y almidones.

La clave para entender la obesidad –y revertirla– estriba en la ansiedad por comer y su efecto en el organismo. Esa ansiedad está causada por diversos factores y lo importante es identificar qué tipo experimenta cada individuo y cuál es el proceso bioquímico que la potencia.

El tipo de ansiedad más frecuente es la que se dirige a tomar hidratos de carbono y azúcar, lo cual hace que el nivel de insulina se dispare. Los hidratos de carbono, los azúcares refinados y los edulcorantes de los refrescos, cuando se consumen de manera compulsiva con frecuencia causan alteraciones en el cerebro, en la sangre y en la química corporal. Y esto a su vez lleva a la ansiedad por los alimentos y a ingerirlos de manera compulsiva.

Cuando el nivel de toxicidad es mayor del que el organismo puede soportar, el organismo interpreta cualquier cosa que toma el individuo como una potencial amenaza o un veneno y hace que el cuerpo acumule tejido adiposo para protegerse. Al cabo de un tiempo no es necesario tomar demasiados hidratos de carbono o azúcar para ganar peso, y ello se debe a que el cuerpo ya está preso en una espiral de hidratos-azúcares e insulina.

La cosa funciona así: los excesos de hidratos de carbono y de azúcar refinado hacen subir el nivel de insulina, y cuando los hidratos y los azúcares se convierten en glucosa, la cual es trasportada por las células corporales a través del flujo sanguíneo, la insulina ayuda a que las células la absorban para usarla como energía.

Al consumir estos productos en exceso, el nivel de insulina sube de manera espectacular, y ello genera una «ráfaga de energía». Esa repentina subida de insulina hace que las células absorban rápidamente la glucosa de la sangre y se produce una «crisis». La fatiga, el cansancio, el aletargamiento y el hambre llevan al cuerpo a ansiar más hidratos de carbono y más azúcares para elevar el nivel de azúcar en sangre.

Debido a la fuerza del hábito, el páncreas empieza a prever una repentina sobrecarga de hidratos de carbono en cada momento y libera una descarga de insulina, aunque se haya comido muy poco. El nivel alto de insulina produce apetito y como consecuencia el individuo come más y más. Y al círculo vicioso de subidas y bajadas de energía le sigue el intento fallido de equilibrar el nivel de azúcar en sangre y el de insulina.

Mientras tanto, ¿qué sucede con el exceso de glucosa en el flujo sanguíneo? Pues que se almacena en el tejido graso o adiposo. Con el tiempo, las células del cuerpo, a fin de protegerse de una sobrecarga de glucosa, reducen también el número de receptores de glucosa en sus membranas externas. Después el organismo desarrolla una resistencia a la insulina y ello abre camino a desarrollar también un síndrome metabólico.

En ese momento, la insulina, la glucosa en sangre, diversas funciones endocrinas y neurotrasmisores están totalmente desbaratados. La única trinchera, por llamarlo de alguna manera, frente a ese desbarajuste es el tejido adiposo, el cual ayuda al organismo a protegerse. Al cabo de un tiempo, el sobrepeso se trasforma en obesidad, y la obesidad, en obesidad mórbida.

No tenemos que olvidar que simultáneamente se va produciendo una congestión interna cada vez mayor y un consecuente crecimiento de toxinas. Cuando la crisis de toxicidad se desborda, el paciente se enferma seriamente.

Las ansias de consumir hidratos de carbono se deben también a la escasez de un neurotrasmisor del cerebro llamado serotonina. Este neurotrasmisor realiza diversas funciones, entre ellas la regulación del humor y el sueño. Si el nivel de serotonina desciende, uno se siente malhumorado, deprimido e irritable. Cuando el nivel de serotonina es bueno, se siente uno apacible, calmado y relajado.

Las mujeres con trastorno afectivo estacional (SAD, según sus siglas en inglés) experimentan signos de depresión debidos a un nivel bajo de serotonina. Se llama «estacional» a este trastorno porque suele manifestarse en los meses de invierno, cuando la luz del sol es más débil. No se trata de una coincidencia, la luz del sol estimula la producción de serotonina y se podría decir que es, por consiguiente, una «anfetamina» natural. Existe otro modo de incrementar el nivel de este neurotrasmisor cerebral y es el de ingerir hidratos de carbono.

Por consiguiente, las ansias de tomar hidratos de carbono pueden ser debidas al bajo nivel de serotonina del organismo. La serotonina es sintetizada por el cerebro de manera natural a partir de un aminoácido llamado triptófano. El cuerpo consigue este aminoácido a partir de las proteínas que tomamos. Pero dado que el triptófano se utiliza también para otros propósitos, como crear otras proteínas o la vitamina B_3, no siempre el cerebro cuenta con la cantidad suficiente de él para sintetizar la serotonina.

¿Por qué entonces el organismo no ansía tomar proteínas, una fuente natural del triptófano, y sí demanda hidratos de carbono? Pues ello sucede porque el triptófano es muy sensible a la barrera sangre-cerebro, o barrera hematoencefálica, un filtro natural del cerebro. Por consiguiente, comer más proteínas significa ingerir también diversos tipos de aminoácidos competidores. El triptófano suele salir perdiendo.

Por otra parte, el tomar hidratos de carbono eleva el nivel de insulina, lo cual deja de lado la competencia con los otros aminoácidos y permite que el triptófano penetre en la barrera hematoencefálica.

Las ansias de tomar chocolate funcionan aproximadamente del mismo modo, permitiendo que penetre en el cerebro la cantidad suficiente de triptófano para producir serotonina. El chocolate contiene además cafeína, una sustancia también adictiva. Esto explica por qué numerosas personas depresivas son consumidoras compulsivas de chocolate, se debe a que las hace sentir mejor.

¿Parece complicado? Todo esto sólo demuestra lo sensible que es el cuerpo humano a los alimentos que ingiere. A pesar de la complejidad y la destreza con la que el organismo equilibra de manera simultánea cientos de procesos químicos, nosotros abusamos de él con comidas y bebidas procesadas, alimentos altamente acidificantes y malos hábitos a la hora de comer y dormir.

No nos damos cuenta de que cada vez que tomamos un poco de pizza o de empanada estamos dando al traste con el equilibrio bioquímico de nuestro cuerpo. Y no lo hacemos porque no percibimos de manera inmediata y directa los efectos de los desarreglos de un metabolismo trastocado.

Y cuando la crisis de toxicidad cruza el umbral del equilibrio orgánico y da lugar al destructivo ciclo de la obesidad, muchas personas optan por la práctica brutal de la cirugía para perder peso.

¿Por qué no recurrir a lo natural?

Me cuesta entender por qué hay quien permite que un médico seccione parte de sus órganos, haga puré con ellos y además descomponga su bioquímica y afirme que ha resuelto su problema de obesidad, cuando en realidad lo que hace es abrir la puerta a posteriores desequilibrios químicos, infecciones e incluso a una posible muerte.

Regla número 1: cortar de inmediato con las comidas preparadas y las bebidas azucaradas de la dieta y sustituirlas por opciones sanas, como fruta y verdura. Eliminar los hidratos de carbono y el azúcar, el sirope de maíz rico en fructosa y los aditivos artificiales, sin olvidar las proteínas animales y las grasas de la dieta diaria, contribuye a un cambio profundo e inmediato en el organismo.

De este modo se acaba con las ansias de comer y se propicia el proceso de empezar a perder peso. Todo ello se debe acompañar con otros tratamientos naturales de los que hablaré más adelante.

Además de un cambio en la dieta, es importante estabilizar el apetito y el nivel de glucosa en sangre comiendo a lo largo del día pequeñas cantidades de alimentos nutritivos. Las personas que sufren carencias nutricionales o grandes desequilibrios químicos es posible que necesiten suplementos alimentarios hasta que esos trastornos desaparezcan.

Los suplementos naturales, una vez identificados, pueden encontrarse en tiendas de alimentación natural, pero deben tomarse sólo de acuerdo a las necesidades de cada organismo.

Se puede acabar con el ansia de tomar hidratos de carbono realizando una actividad física regular o un deporte (capítulo 12). Un simple paseo diario puede cambiar profundamente la química cerebral y estimular la producción de saludables sustancias químicas. El resultado compensa tanto que uno se siente espontáneamente inclinado a llevar una dieta más saludable y a optar por otro modo de vida.

Pero la mayoría de los médicos no ofrecen estas opciones a sus pacientes. Aparte de las consabidas charlas acerca de la dieta y del ejercicio, por lo general lo que aconsejan a las personas con obesidad mórbida es optar por la cirugía como «último recurso».

Hay muchos cirujanos que, violando las directrices éticas, no explican a sus pacientes los riesgos y consecuencias de ese tipo de intervenciones quirúrgicas por miedo a que eso les espante.

A los cirujanos modernos impulsores de las intervenciones bariátricas les guían fines lucrativos cuando se enfrentan a otra amenaza, me refiero al «turismo médico», un negocio en el que los tratamientos médicos de alta (y no tan alta) tecnología se externalizan a otros países en los que los costes son mucho menores.

Muchos países asiáticos realizan intervenciones bariátricas y de otro tipo con un presupuesto muy inferior al de Estados Unidos. Esos países, como India, Singapur y Filipinas, cuentan con médicos formados en la medicina occidental y en algunos centros con un equipamiento comparable al del mundo occidental.

Animadas por esta tendencia, algunas compañías aseguradoras norteamericanas han empezado a ofrecer cobertura médica para algunas intervenciones, como la del baipás coronario, fuera del país. De modo que hay empresas que se han subido al carro del «turismo médico» y animan a sus empleados a optar por este procedimiento.

Hace muchos años que ya es un práctica común para los occidentales dirigirse hacia el este para llevar a cabo intervenciones de cirugía estética gracias a los costes y los especialistas médicos que se encuentran en algunos países asiáticos. Hoy en día muchas intervenciones están externalizadas, como la de prótesis de cadera, prótesis dentales, trasplantes de órganos, tratamientos alternativos y, claro está, intervenciones quirúrgicas para perder peso, y se realizan de manera rutinaria.

Nunca he entendido la justificación de «lo he intentado todo» que hacen algunas personas para someterse a una operación para perder peso. Estoy totalmente seguro que esas personas no se han dado una oportunidad.

A veces las soluciones son tan sencillas y están tan al alcance que ni siquiera las vemos. Como he dicho anteriormente, las personas con sobrepeso y obesidad sufren de una crisis de toxicidad y su tejido adiposo se trasforma hasta convertirse en un sistema de almacenamiento de sustancias tóxicas para evitar que éstas entren en el flujo sanguíneo.

Dejando a un lado las dietas poco saludables, existen otras razones para el desarrollo de una crisis tóxica, entre los que cabe citar: los malos hábitos de sueño, el exceso de estímulos y el estrés crónico y el emocional. Por definición, un estilo de vida insano implica un proceso desarrollado durante años, por lo tanto revertirlo también lleva su tiempo, varias semanas y también meses.

Todo se reduce a elegir una opción, pero muchas personas con sobrepeso y obesidad no toman una opción saludable simplemente porque no tienen acceso a la información adecuada acerca de alimentación, salud, pérdida de peso y nutrición. Por lo tanto, no se dan cuenta de que existe una manera totalmente natural de tornar a una vida sana sin pasar por una cirugía bariátrica. Digámoslo de este modo: dejar de comer hasta morir no es una manera natural de perder peso. El cuerpo humano no tiene un exceso de estómago ni de tejido intestinal, nadie nace con tanto tejido estomacal que pueda permitirse perder quirúrgicamente tres cuartas partes de este órgano.

Dejar de ser una persona obesa es un reto nutricional y de comportamiento, no es algo que pueda «arreglarse» eliminando órganos vitales.

7

Colgados del azúcar

El *shock* de la sacarina

Que el azúcar es una fuente instantánea y buena de energía es un mito edulcorado que el mundo occidental ha vendido desde la aparición de la televisión. En parte es verdad si no fuera por una palabra que queda astutamente oculta entre los blancos granos del azúcar: refinado. Esta palabra significa problemas, grandes problemas, y sus efectos en el paladar son tan potentes que el azúcar refinado ha llegado a ser uno de los ingredientes clave en la epidemia de obesidad norteamericana.

En el curso de este debate sobre el azúcar veremos de cerca el mito de que el azúcar es un ingrediente natural. Examinaremos también los últimos descubrimientos que han revelado que el azúcar blanco es más dañino para el organismo de lo que los investigadores habían sospechado.

También hablaremos de otro edulcorante: el sirope de maíz alto en fructosa, de por qué fue un «descubrimiento» en Norteamérica y de por qué un producto subvencionado es a veces nada menos que un «soborno».

El azúcar refinado se utiliza generalmente como ingrediente en las comidas y también como un condimento, esto es lo que supone la mayoría de la gente, pero la realidad es que el azúcar se usa de manera intencionada en el pan, los cereales del desayuno, en las

127

mayonesas, salsas, mantequilla de cacahuete, kétchup, comidas preparadas y muchísimos productos alimenticios procesados.

Pero, ¿por qué el azúcar refinado es tan dañino para nuestra salud? Existen varios tipos de azúcares: la glucosa (se encuentra en los cereales, en la fruta y en las plantas), el azúcar natural de la sangre (producido también sintéticamente), la fructosa (el azúcar de la fruta), la lactosa (azúcar de la leche) y la dextrosa (azúcar de maíz producido sintéticamente a partir del almidón).

La sacarosa o azúcar aparece de manera natural en muchos vegetales, entre ellos en diferentes tipos de palmeras, en el arce, en la remolacha y en la caña. La caña y la remolacha son unas fuentes comercialmente muy importantes.

Sin embargo, cuando aparece la palabra «sacarosa» (azúcar) en las etiquetas de los alimentos ésta se refiere a un producto elaborado en el que el jugo de caña ha sido tratado con dióxido de azufre e hidróxido de calcio, sustancias químicas de las que el cuerpo humano puede prescindir.

Así es como el azúcar refinado inunda el cuerpo de calorías «vacías», también llamadas «desnudas» debido a que el proceso de refinamiento despoja al jugo de caña de todos su contenido nutricional: vitaminas, minerales, sales, fibras y proteínas.

Cuando comemos o bebemos algo con azúcar blanco, estamos tomando literalmente calorías sin ningún tipo de nutrientes. Es cierto que esos alimentos, ese té o esos pasteles saben magníficamente bien pero debemos pensar que están arruinando nuestra salud.

Pero que nadie se equivoque, esos pequeños granos de azúcar, despojados de su fuerza vital, abocan al organismo a desarrollar unas medidas urgentes a fin de autoprotegerse. Con cada cucharada de azúcar refinada se da un paso más hacia la diabetes tipo 2, la obesidad o la enfermedad cardíaca.

Al ingerir cualquier alimento o bebida edulcorada con azúcar refinado, éste afecta de inmediato al organismo y le conduce a un desequilibrio químico. Ello es debido a que, al contrario que alimentos y verduras, el azúcar refinado carece de vitaminas y minerales.

El azúcar refinado, debido a su composición química, hace que la sangre se acidifique y que se altere su equilibrio ácido-alcalino. Debido a que ese equilibrio es esencial y delicado, el cuerpo empieza casi de manera instantánea a utilizar sus reservas de sodio, potasio, magnesio, calcio (el de los huesos y dientes) y vitaminas del complejo B del sistema nervioso para conseguir que la sangre vuelva a contar con su equilibrio ácido-alcalino.

Cuando se consumen alimentos procesados, pasteles y refrescos en grandes dosis y de manera habitual, el cuerpo llega a tener una dosis excesiva de azúcar refinado, dosis que vierte en el hígado en forma de glucógeno. Si el hígado se satura libera el exceso de glucógeno en el flujo sanguíneo en forma de ácidos grasos que se almacenan en el abdomen, las nalgas, el pecho y en tejido adiposo o células grasas.

Tomar colas y pasteles como parte de la dieta diaria hace que los ácidos grasos acaben en órganos como el corazón y los riñones, los cuales se congestionan y acumulan tejido graso dentro y fuera de ellos. El siguiente paso es el inicio de la degeneración.

Finalmente, los sistemas circulatorio y linfático se sobrecargan y la crisis de toxicidad se propaga en el organismo y algo sucede.

La subida de azúcar que produce el azúcar refinado (al igual que los hidratos de carbono refinados) provoca un repentino y elevado aumento del azúcar en sangre. Esto lleva a una repentina y aguda llegada de insulina al páncreas para trasportar a las células del organismo la repentina aparición de la glucosa en sangre. El resultado es una caída inmediata del azúcar en sangre que el cuerpo interpreta como «hambre de alimentos».

Estas repentinas subidas y choques, junto a la falta de micronutrientes en la sangre, producen ansiedad de tomar alimentos. Debe tenerse en cuenta que esa ansiedad por la comida no es resultado de falta de nutrición (desnutrición), la causa es el desequilibrio de los nutrientes ingeridos. Es la manera que tiene el organismo de pedir lo que se le está negando. La ironía es que lo que el cuerpo pide es más azúcar (o hidratos de carbono); pero en vez de darle azúcar o hidratos de carbono completos, el individuo en cuestión le alimenta con más azúcar refinado (e hidratos de carbono), lo que crea un bucle de privaciones que llevan más privaciones.

Este continuo vaivén, con los años, perturba permanentemente el equilibrio entre la insulina, la sangre y la glucosa. Finalmente ello hace que el cuerpo se vuelva resistente a la insulina, y el individuo no sólo sufre sobrepeso sino que probablemente también lo vuelva diabético. La resistencia a la insulina es un importante contribuyente a la diabetes tipo 2.

A algunas personas el excesivo consumo de azúcar refinado las lleva al cabo de los años a una hipoglucemia. El azúcar puede conducir a una grave deficiencia de azúcar en sangre, lo cual sucede cuando se da una subida de azúcar, el aumento de insulina arrastra la glucosa del flujo sanguíneo tan rápidamente que puede dar lugar a una peligrosa bajada de azúcar en sangre.

Pero los estragos no acaban aquí, el azúcar refinado altera también el metabolismo del colesterol y de los ácidos grasos, lo que ocasiona niveles altos de triglicéridos. El sistema inmunitario queda deficiente y derrotado. ¿Por qué sucede esto? Cuando el nivel de azúcar en sangre sube más allá del límite saludable, las moléculas de glucosa compiten con las de la vitamina C para entrar en las células. Esto se debe a que ambos tipos de moléculas tienen una estructura química similar. Tras competir, la glucosa gana inevitablemente.

La vitamina C mantiene sanas las células sanguíneas, por lo que privar al cuerpo de esta importante vitamina debilita el sistema inmunitario y deja al individuo vulnerable. La vitamina C también facilita el metabolismo de la grasa y protege a los tejidos del deterioro de los radicales libres. Fortalece el sistema nervioso trasformando ciertos aminoácidos en neurotrasmisores, ayuda también a curar las heridas, combatir la inflamación y el dolor y es necesaria para contar con unos huesos sanos.

Tomar demasiados pasteles y galletas y regarlas con una lata de cola establece las condiciones necesarias para caer en la enfermedad, cualquier tipo de enfermedad. Cuanto más azúcar se consume, más feliz es el *lobby* del azúcar. En la Primera Guerra Mundial se dieron las oportunidades idóneas para establecer el punto de partida: el azúcar era una fuente instantánea de energía. Así volvemos al mito con el que se abrió este capítulo.

El azúcar refinado aporta una «carga de energía» en pocos minutos. Esto contrasta con el gradual aporte de glucosa que resulta del relativamente lento proceso de digestión y metabolismo de los azúcares complejos y de los almidones que se encuentran en los vegetales y en los cereales integrales.

En la guerra, los soldados se alimentaban con azúcar para aumentar la energía durante los combates, por lo que eso de que el azúcar es una gran fuente de energía es una media verdad.

Lamentablemente, hemos llegado a contemplar el cuerpo humano como una cuenta corriente. Esto es algo de lo que es culpables EE. UU. en los años veinte del pasado siglo. Fue en esas fechas cuando empezó a hacerse visible la relación entre obesidad y diabetes. Y los culpables, decían los médicos, eran las calorías.

De este modo las calorías se pusieron de moda, y también los productos, los manuales y los «expertos» para perder peso. El recuento de calorías llegó a ser una preocupación nacional en EE. UU. Y se trata de una tendencia que continúa en la actualidad, para gran deleite de las empresas productoras de alimentos y bebidas que utilizan el término «calorías» para disfrazar el resto de ingredientes dañinos con los que repletan sus productos. Y durante más de cuatro décadas se ha estado alimentado, de manera literal, a un desinformado público con esa estupidez.

Esta triquiñuela se refleja muy bien en las etiquetas de los alimentos (con la aprobación tácita de la Agencia Estatal de Alimentación y Medicamentos, FAD), las cuales están deliberadamente redactadas para confundir a la gente.

Ésta es una treta que los fabricantes utilizan rutinariamente para encubrir el contenido de azúcar refinado en los alimentos que producen. Cuando etiquetan un producto que contiene azúcar e hidratos de carbono refinados mezclan ambos. (Hay que recordar que los hidratos de carbono, por ejemplo las patatas, el arroz y el trigo contienen azúcares y almidón). Magnífica triquiñuela ¿verdad?

La realidad es que más de la mitad de los hidratos de carbono que consumimos en los alimentos procesados aparecen en forma de azúcares manufacturados (sacarosa, sirope de maíz rico en fructosa, etc.) añadidos como agentes edulcorantes.

Por otra parte, ¿sabía el lector que los siguientes alimentos presentes en los supermercados contienen azúcar refinado? Son productos envasados, como frutas, verduras, salsa de tomate, cereales, sopas, algunas carnes, mantequilla de cacahuete, pizza, aderezos para ensaladas y salsas para pastas. Incluso una cucharada de kétchup contiene una cucharadita de azúcar refinado. También el sabroso perrito caliente picante tiene una generosa porción de esta sustancia refinada.

Y si esto no fuera ya de por sí rematadamente espantoso, lee y descubre unos datos sorprendentes acerca de otro de los alimentos procesados favoritos: el sirope de maíz rico en fructosa.

Fructosa: el timo del maíz

Los años setenta constituyeron una década crucial para la industria de los alimentos procesados en Norteamérica, y también para el norteamericano medio. En esa década los científicos japoneses realizaron un descubrimiento que marcó un hito: convertir artificialmente el almidón del maíz en un edulcorante delicioso que además de realzar los sabores de alimentos y bebidas tiene un efecto conservante que alarga la vida de los productos.

A ese nuevo descubrimiento se lo llamó jarabe o sirope de maíz rico en fructosa (HFCS, según sus siglas en inglés), un edulcorante que ha llegado a ser el enemigo número uno en Norteamérica en la batalla contra la obesidad.

Pero más que sus propiedades químicas, lo que dio la campanada en este producto fue el aspecto económico; funcionó tanto para los fabricantes como para el gobierno y los consumidores norteamericanos.

Finalmente existía un edulcorante que aportaba beneficios económicos a todo el mundo, algo que podía sustituir al costoso azúcar de caña, que en esos momentos se utilizaba como el principal edulcorante de los alimentos y bebidas manufacturados.

Estados Unidos importaba el azúcar de caña y sus altas tarifas estaban menguando los beneficios de la industria alimentaria. Por otra parte, el almidón de maíz era ya un producto autóctono (América era uno de los principales países productores de maíz). Allí, el HFCS significa un gran ahorro para todo el mundo.

¿Qué es el HFCS?

En primer lugar, he aquí unos datos básicos: la fructosa, como azúcar natural, está presente en las frutas, es ella la que da a éstas su dulzor. Pero la fruta contiene además mucha fibra (entre otros nutrientes naturales) que regula el modo en que este edulcorante natural y su energía llegan al flujo sanguíneo.

La fructosa del HFCS es totalmente artificial, no tiene nada que ver con la fructosa de la fruta. Se trata de un producto sintético producido a partir de enzimas que convierten la glucosa del almidón de maíz y el jarabe de maíz en algo que la industria alimentaria llama «fructosa».

El jarabe resultante es de un 90 por 100 de fructosa, la cual se procesa posteriormente junto a jarabe sin tratar (que contiene sólo glucosa) en una mezcla que contiene entre un 42 o un 55 por 100 de fructosa. El resto es glucosa.

El azúcar de mesa o azúcar blanco refinado tiene una composición similar, realizado con glucosa y fructosa. La diferencia es que el HFCS está presente en casi todas las bebidas gaseosas y afrutadas que uno bebe (a menos que éstas contengan aspartamo, un edulcorante aún más dañino) y es incluso más adictivo que el azúcar blanco refinado.

Además, dado que el HFCS es uno de los principales ingredientes de los refrescos, en realidad uno bebe sus calorías –cucharadas en cada bebida–, en vez de tomarlas lentamente en los alimentos, como la naturaleza lo aporta.

¿Por qué el HFCS es un problema dulce?

El problema que encierra el HFCS es que se metaboliza en grasas y triglicéridos más fácil y rápidamente que el azúcar refinado. Además, dado que la mayoría de la fructosa se consume en forma líquida –en zumos o refrescos–, sus efectos metabólicos dañinos se magnifican.

Al contrario que el azúcar refinado, el HFCS no elimina el apetito, sino que hace que el organismo sea resistente a la leptina, la hormona de la saciedad que regula el apetito.

De este modo, con cada alimento procesado que uno toma –pasteles y galletas, mermeladas, platos cocinados, yogures e incluso panes y carnes–, nuestras papilas gustativas disfrutan de la suntuosidad de esas cosas, pero nuestro estómago y nuestro intestino delgado se llenan de algo que carece de valor nutricional, que fomenta la obesidad, el síndrome metabólico, la diabetes, las enfermedades renales, la osteoartritis y otras dolencias, y que además es adictivo porque uno no sabe cuándo ha comido ya suficiente.

Estudios recientes indican que el HFCS puede ser mucho más peligroso de lo que se intuía. A través de dos estudios de investigación, cuyos resultados se hicieron públicos en setiembre del 2009, se ha descubierto que existe una relación entre el HFCS y la hipertensión.

HFCS e hipertensión: Un grupo de científicos de la Universidad de Denver, Colorado, realizaron un trabajo de investigación en el Hospital Mateo Orfila, de la isla de Menorca, en España, con 74 pacientes hombres a los que se les administraron 200 g de fructosa al día, además de su dieta habitual. Esa cantidad está muy por encima de los 50 a 70 g de fructosa que consumen diariamente la mayoría de los adultos norteamericanos.

El trabajo fue presentado en la Asociación Norteamericana del Corazón y en él se destacaba que ese grupo de hombres que recibió una cantidad adicional de fructosa experimentó un aumento de la presión sanguínea, mientras que aquellos que no tomaron fructosa extra presentaron unos índices de presión arterial normales.

En Ohio, EE. UU., otro grupo de investigadores estudió en ratones los efectos de la fructosa mezclada con agua. Una vez extendido el resultado del estudio a seres humanos, los científicos indicaron que las personas que consumen comida basura y refrescos por la noche son más propensas a ganar peso que las que no lo hacen.

HFCS y parálisis: Los refrescos de cola y los alimentos procesados que contienen fructosa pueden conducir a la fatiga muscular y, en algunos casos, hasta a la parálisis, según un informe hecho público en la edición de mayo del 2009 del *International Journal of Clinical Practice*. Según el equipo de investigación de la Universidad de Ioannina,

Grecia, un consumo excesivo de refrescos de cola suele ocasionar hipopotasemia, es decir, un bajo nivel del potasio en sangre.

Según el doctor Moses Elisaf, el autor de la investigación, este trastorno puede deberse tanto a la fructosa como a la cafeína de los refrescos de cola. El estudio indica que la cafeína era el principal culpable, si bien se sospecha que también la fructosa debido a su tendencia a causar diarrea.

Los bebedores habituales de esos tipos de refrescos que sufren las siguientes dolencias son especialmente vulnerables a experimentar los desequilibrios electrolíticos que implica tener un nivel bajo de potasio: isquemia cardíaca, fallo cardíaco e hipertrofia ventricular izquierda.

En el capítulo 12 explico en detalle por qué la cafeína es una neurotoxina, pero ahora daré al lector más malas noticias: los bebedores habituales de refrescos de cola son además propensos a sufrir una intoxicación de cafeína, la cual se caracteriza por estado de nerviosismo, ansiedad, agitación, insomnio, temblores, taquicardia, inquietud y comportamiento acelerado, y en raros casos, la muerte.

Azúcar y genes: En el 2003, cuando se dieron a conocer los resultados del Proyecto del Genoma Humano, los científicos dejaron sin aclarar numerosos detalles. Aún queda por comprender mucha de la información codificada que encierra la estructura de la doble hélice. Así, por ejemplo, científicos del Instituto Baker de Investigación del Corazón y la Diabetes, Australia, anunciaron en enero del 2009 que cuando el organismo experimenta una repentina subida de azúcar, como sucede cuando uno bebe una lata de cola o consume una comida preparada, los genes retienen esa información hasta dos semanas.

Los investigadores, cuyos estudios fueron publicados en el *Journal of Experimental Medicine* (Revista de Medicina Experimental), dicen que una ingesta repentina de azúcar refinado o de HFCS altera el proceso metabólico natural del organismo que suele por lo demás proteger éste de la diabetes y de las enfermedades cardíacas. Según el estudio, esos cambios se prolongan a nivel genético bastante tiempo después de la «subida» real, y continuar a diario con esos hábitos insanos puede llegar a alterar de manera permanente el ADN del individuo.

El estudio refiere lo que los investigadores del código epigenético sospechan: nuestros genes nos aportan una plantilla básica que nos hace humanos, pero la expresión genética, o el modo en que nuestros genes se expresan, puede verse alterada por factores como la dieta, el estrés crónico, los hábitos de sueño y vigilia e incluso por el modo en que pensamos.

¿Son los golosos más dulces?: Quizás hayas oído hablar de este cliché con respecto a las personas golosas, pero ahora unos científicos del Penn State College de Medicina han dado a entender que las personas obesas tienen un carácter más «dulce». Estos investigadores, cuyos trabajos fueron publicados en el *Journal of Neurophysiology* en noviembre del 2008, estudiaron la sensibilidad del paladar en ratas obesas y ratas delgadas. Hicieron el estudio observando las diferencias a la hora de procesar el sabor en el núcleo parabraquial del tallo cerebral, una parte del cerebro en la que las células nerviosas trasmiten al cerebro la información que reciben de la lengua.

Estos investigadores descubrieron que las ratas obesas demostraban diversos niveles de sensibilidad dependiendo de las diferentes concentraciones de sacarosa. Cuando se las alimentaba con niveles sacarosa de bajos a moderados, las papilas gustativas de la lengua sólo mostraban la mitad de sensibilidad al azúcar que las ratas delgadas; pero cuando se les daba concentraciones más altas de sacarosa, mostraban una mayor sensibilidad en la lengua que las ratas delgadas.

El trabajo concluyó que las ratas obesas cuando recibían menos sacarosa ansiaban más azúcar porque la lengua enviaba al cerebro una «señal dulce» demasiado débil para que éste la percibiera. Como resultado de ello, el cerebro, y por consiguiente la rata, necesitaba consumir más sacarosa antes de que el cerebro pudiese decidir que el cuerpo ya tenía suficiente.

¿Y esto qué significa para el ser humano? La mayoría de los alimentos preparados que contienen HFCS y azúcar refinado no son excesivamente dulces, al menos para las papilas gustativas. ¿Es posible que la lengua de una persona obesa, al igual que la de una rata, sea menos sensible a la sacarosa y ello lleve al individuo a tomar más alimentos de éstos antes de que el cerebro reciba el mensaje?

Esta hipótesis está relacionada con otro tema de la obesidad. En las personas obesas el nivel de dopamina suele estar por debajo de lo normal. La dopamina es el neurotrasmisor que activa la compensación o el placer en el cerebro. Cuando el nivel de dopamina es bajo, los individuos con sobrepeso suelen ingerir más alimentos que les produzcan placer (léase comida preparada, bollería y refrescos azucarados) a fin de sentirse «totalmente satisfechos».

Esto contribuye al consumo habitual de alimentos y bebidas que contribuyen a la obesidad, y por consiguiente relacionados con la resistencia a la leptina y a la insulina.

¿Significa esto que las personas obesas tienen menos papilas gustativas o bien las tienen defectuosas? Ciertos investigadores han descubierto que la leptina, la hormona producida por las células grasas que controla la respuesta de saciedad, traba los receptores del sentido del gusto de la lengua. Un gran porcentaje de individuos con sobrepeso es además resistente a la leptina, lo cual significa que las señales de saciedad del cerebro no funcionan debidamente y que éste es incapaz de apagar el apetito cuando el nivel de glucosa en sangre sube.

Por consiguiente, la disminución de la sensibilidad al azúcar y a los alimentos procesados puede no ser una carencia del sentido del gusto *per se*, sino el resultado de una resistencia a la leptina.

Las etiquetas de los alimentos: dulce confusión

Justo cuando en el 2008 el *lobby* del azúcar pensaba que finalmente había ganado su legendaria batalla contra el *lobby* del maíz, éste utilizó la mediación de la FDA para tomarse una dulce venganza. ¿Desde cuándo era la FDA imparcial en la batalla por la supremacía de las etiquetas en los alimentos?

Los fabricantes de comidas preparadas y los grupos de presión del azúcar y del maíz han timado de manera colectiva al público norteamericano vendiéndoles un montón de mentiras durante varias décadas.

Uno de los mayores premios en la lucha por conseguir un espacio en etiquetar alimentos ha sido el conseguir la palabra «natural». Puesto que la concienciación del público norteamericano con respecto a los efectos dañinos de los alimentos procesados es cada vez mayor, los fabricantes de comidas preparadas han intentado etiquetar sus productos con palabras como «vuelta a la naturaleza» y «totalmente natural».

Los alimentos de cultivo biológico han ganado popularidad, de modo que los fabricantes de azúcar y maíz procesados afirman que el azúcar refinado y el HFCS son «edulcorantes naturales».

Los fabricantes de azúcar refinado han aseverado siempre que este producto contiene ingredientes naturales. Si se lee cuidadosamente lo que se expone a continuación, se comprobará que esa aseveración es cierta y falsa a la vez.

El azúcar refinado, si bien está realmente elaborado a partir de ingredientes naturales: la caña y la remolacha, está despojado en un 90 por 100 de estas materias primas, así como de cualquier traza de vitaminas y minerales. Pero el conjunto de comerciantes de azúcar con sus inteligentes anuncios se las arreglan para convencernos de que el azúcar refinado es un producto «natural».

Molesta por la excesiva atención que se le ha dado al azúcar a lo largo de los años, la Asociación de Maíz Refinado lanzó en el 2008 una campaña publicitaria archimillonaria a favor del sirope de maíz alto en fructosa con el fin de encubrir su malignidad y su relación con el problema de la obesidad.

Con el lema «Y ahora un alimento a tener en cuenta», la asociación invirtió de 20 a 30 millones de dólares en la campaña, con anuncios a toda página en más de una docena de publicaciones de primer orden, advirtiendo de que el HFCS «no es peor que el azúcar».

Ello, sumado al hecho de que los cultivadores de maíz recibieron de manos del gobierno norteamericano alrededor de unos 40 mil millones de dólares, ha hecho que en EE. UU. se prefiera el sirope de maíz al azúcar de caña.

Pero, según parece, los empresarios que comercializan el azúcar supieron contraatacar con éxito, y los máximos productores de comida preparada sustituyeron en sus productos el HFCS por el viejo azúcar y convirtieron esa acción en un reclamo de ventas.

Entre las empresas que utilizan ahora sólo azúcar o miel están Kraft Foods, que ha eliminado el HFCS de todos sus productos, Pizza Hut y Pepsi.

Esta campaña coincidió con otras dos grandes acciones publicitarias, una del 2003 y otra del 2007, promovidas por la Asociación de Azúcar en las que promocionaban el azúcar como un «ingrediente natural».

Todo ello, avalado por más de doce compañías azucareras norteamericanas, bajo el lema «Azúcar, dulce y natural», que intentaban señalar que el azúcar se encuentra en las frutas y en las verduras y que por lo tanto es natural.

La primera de esas campañas se inició en el 2003, tras tres décadas en las que el HFCS había reemplazado al azúcar en las dietas norteamericanas. Según el Departamento Norteamericano de Agricultura, el consumo de ambos edulcorantes se igualó en el 2003, lo que dio lugar a otro nuevo asalto entre rivales.

Así pues, ¿qué es «natural» según la FDA? Según esta agencia, «un producto "natural" es aquel que no contiene ninguna sustancia artificial o sintética añadida o que normalmente no se espera que contenga un alimento, incluidos los colorantes o los potenciadores del sabor».

En otras palabras, la FDA no restringe el uso del término «natural», salvo en aquellos productos que contengan colores o sabores sintéticos, según el artículo 21 del Código Regulador, sección 101.22.

Existen diversos problemas con estos dos últimos párrafos, pero lo más importante es sencillamente lo vagos que son. Después de todo, aunque el azúcar refinado y el HFCS no tienen nada de natural lo cierto es que no contienen sustancias ni colorantes ni potenciadoras del sabor.

Pero en abril del 2008 la FDA hizo una observación sorprendente al declarar que el HFCS no es «natural». La agencia había recibido dos peticiones, una de la Asociación de Productores de Azúcar y la otra de la firma comercial pastelera Sara Lee, pero no contestó a ninguna de las dos.

Después, en respuesta a una petición de una página web, Geraldine June, directora del equipo de evaluación y etiquetaje de productos del departamento de nutrición, etiquetaje y suplementos dietéticos contestó: «Rehusamos el uso del término "natural" en cualquier producto que contenga HFCS porque éste se elabora con sustancias sintéticas. La utilización de este tipo de sustancias en la preparación enzimática que se usa posteriormente para producir HFCS no se aviene a nuestra [...] política respecto a la aplicación del término "natural"».

Pero cuando la Asociación de Productores de Azúcar estaba celebrando esta postura, la FDA dio, tan sólo tres meses después, un giro inexplicable de 180º. Esto sucedió después de que su rival, la Asociación de Maíz Refinado, pidiera a la FDA que aclarara su manifiesto. Y la agencia así lo hizo.

Geraldine June dijo que si el HFCS se elaboraba mediante el proceso que realizaba la empresa Archer Daniels Midland Company, el edulcorante podía considerarse «natural».

En ese proceso las enzimas para elaborar el HFCS se fijan a una columna utilizando una sustancia fijadora llamada glutaraldehido. Sin embargo, esta sustancia no entra en contacto con la alta dextrosa equivalente al almidón del maíz hidrolizado, y por lo tanto «no está considerado que se añada o incluya en la elaboración del HFCS», «aclaró» June. Y añadió: «Sin embargo, pondríamos objeciones al uso del término "natural" si un producto que contuviera HFCS tuviera además una sustancia sintética como ese fijador sintético».

Arrinconar la cuota de mercado de un edulcorante «natural» supone un negocio de miles de millones de dólares, y tanto los fabricantes de azúcar como los productores de maíz tienen los bolsillos muy hondos.

La cuestión es: ¿tiene derecho la FDA –un organismo cuya misión es proteger al ciudadano norteamericano de los peligrosos ingredientes que utilizan los fabricantes de alimentos– a confundir deliberadamente a la población?

8

Legitimar un error

El mito del colesterol

¡Cómo le gustan las enfermedades a la industria farmacéutica! Es más, se regocija especialmente creando mitos, cuidadosamente elaborados, muchos de los cuales se han convertido en piedras angulares de la medicina moderna.

Eso ha hecho que la mayoría de nosotros tema a la palabra C, de colesterol. Nos han dicho que el colesterol es malo para la salud y que lleva a la obesidad y a diversos tipos de enfermedades cardiovasculares, entre ellas las paradas cardíacas y las hemiplejías.

Después nos han dicho que hay dos tipos de colesterol: el «bueno» y el «malo», y también que el nivel alto de colesterol es la principal causa de las enfermedades cardíacas.

Y, finalmente, el puntazo final: la medicina moderna asegura que cuando uno tiene alto el nivel de colesterol ciertos medicamentos harán que baje y reducirán enormemente el riesgo de sufrir una enfermedad de corazón.

Pero, ¿y si yo te dijera, lector, que la mayoría de todo eso es falso? ¿Y si te dijera que es el azúcar refinado, y no el colesterol, uno de los principales culpables de las enfermedades vasculares y coronarias?

Empecemos por el principio. Empecemos echando abajo la asociación entre colesterol y enfermedades del corazón, y examinando los mitos que han hecho del colesterol el «malo de la película» en el tema de la obesidad y de las enfermedades coronarias.

¿Qué es el colesterol?: El colesterol es una sustancia grasa y cerosa que proviene de dos fuentes: de los alimentos que tomamos y del hígado. Las proteínas animales y los productos lácteos son buenas fuentes de colesterol. La otra es el hígado, el cual elabora esta sustancia cuando el cuerpo la requiere y regula la cantidad que pasa al flujo sanguíneo.

Colesterol bueno y colesterol malo: Nos han repetido una y otra vez que hay dos tipos de colesterol: el bueno y el malo, y esto es falso por dos buenas razones. En primer lugar cuando se habla del colesterol bueno y del colesterol malo en realidad se está hablando de lipoproteína de alta densidad (HDL, según siglas en inglés) y de lipoproteína de baja densidad (LDL, en inglés).

El HDL y el LDL no son colesterol, son moléculas de proteína que se unen al colesterol y lo trasportan por medio del flujo sanguíneo del hígado a los billones de células del cuerpo humano. El colesterol necesita este sistema de trasporte porque su grasa no se mezcla bien con la sangre.

El LDL, según la medicina moderna nos ha hecho creer es muy dañino porque se adhiere a las paredes de las arterias y se acumula en placas. Por otro lado, nos han dicho también que el HDL es «bueno» porque desplaza al LDL de las arterias y lo retorna al hígado, donde se recicla.

La realidad es que ninguno de los dos es bueno o malo, el colesterol es un componente básico de las membranas o paredes celulares de nuestro organismo, necesario para construir y reparar las membranas y mantenerlas permeables. También es importante para producir y sintetizar los ácidos biliares, las hormonas esteroideas y diversas vitaminas solubles en agua. El colesterol es por tanto el «chico bueno», no el «malo».

Insulina y leptina: Son dos hormonas producidas por dos órganos corporales muy distintos: el páncreas y el tejido adiposo, respectivamente. Mientras que la insulina controla el nivel de azúcar en sangre, la leptina ayuda a regular el apetito desencadenando la respuesta de saciedad una vez el cuerpo ha tomado suficiente alimento.

Las personas obesas o con sobrepeso y las que son diabéticas con frecuencia son resistentes a la insulina y a la leptina. Esto crea una alteración continua que provoca ganar más peso y agravar la obesidad.

¿Qué es lo que vincula a estas hormonas con las enfermedades cardiovasculares? Los estudios realizados han demostrado que la resistencia a la insulina y a la leptina conduce a la formación de un gran número de partículas de LDL de poca densidad. Esas microscópicas partículas de LDL se meten entre las células, dentro del revestimiento arterial o en la unión intercelular del endotelio. Una vez alojadas ahí, esas partículas suelen oxidarse y volverse rancias, lo que a su vez provoca que las paredes arteriales se inflamen y se acumule en ellas pliegues o placas.

Por ello es tan importante que ambos tipos de colesterol circulen bien por la sangre, permitiendo que el hígado regule el nivel de cada uno en el organismo (recordemos que llevando una dieta equilibrada y haciendo ejercicio físico de manera regular, nuestro cuerpo se autorregula).

Así pues no es el colesterol en sí el que provoca un riesgo cardiovascular, se trata de la mala señalización de la insulina y la leptina lo que causa que el colesterol se oxide y que el hígado, el productor del colesterol, funcione mal.

Bajar el nivel de colesterol, por consiguiente, no mejora demasiado la salud. En vez de ello, la identificación y corrección de las causas que producen la inflamación es lo que restablecerá la buena salud.

Hacer que bajen los niveles de colesterol carece de sentido por otra razón. Las partículas del LDL se mueven en muchos tamaños diferentes, y las partículas grandes no causan problemas; son las partículas diminutas y densas del LDL las que potencialmente pueden provocar inflamación.

Y esto es lo cierto: se trata del LDL «bueno» y del LDL «malo», no del colesterol bueno y el colesterol malo.

Por otra parte, los estudios han demostrado que las partículas de HDL también se mueven bastante diferenciadas, y hay unas mejores que otras. Esto significa que aunque sepamos qué nivel total de colesterol tenemos, o el nivel del LDL y del HDL, ello no significa nada.

La insulina y la leptina están más obviamente asociadas a la obesidad y a la diabetes. Ahora se sabe claramente que también ellas juegan un papel importantes en enfermedades de corazón y en la ateroesclerosis.

La inflamación y las enfermedades cardíacas: Si bien las enfermedades cardiovasculares tienen numerosas causas, la industria farmacéutica y la mayoría de los médicos las ignoran y señalan con dedo acusador al colesterol.

El hecho es que si uno tiene sobrepeso, es probable que los niveles de las sustancias bioquímicas, las hormonas y los neurotrasmisores del organismo estén lejos de lo normal. Y entre esos desórdenes está el del colesterol, ingerido por la mayoría en los alimentos de origen animal y los productos lácteos.

Una razón puede ser el problema del hígado graso, una enfermedad de la que sufren muchas personas obesas (*véase* el capítulo 4: «El gran árbol»). Un hígado graso no puede regular el nivel de colesterol de manera adecuada, ni tampoco ejercer las quinientas tareas que normalmente desarrolla.

Por todo ello, además de controlar el nivel de colesterol en sangre ¿se ha preguntado alguna vez el lector si hay algo en su dieta o en su estilo de vida que pueda crear las bases para que tenga lugar un ataque de corazón, una hemiplejía o una ateroesclerosis? ¿Se ha preguntado si es víctima de una inflamación crónica que pueda hacer que las arterias y el corazón no funcionen bien?

¿Qué es la inflamación?

Cuando los tejidos se dañan se inflaman. La inflamación es un proceso curativo en el que el organismo libera en el lugar del problema ciertas sustancias químicas a fin de reparar los tejidos dañados. Una de esas sustancias son las prostaglandinas, las cuales producen inflamación, dolor y fiebre y ayudan a las plaquetas de la sangre a formar coágulos en el lugar dañado. Las prostaglandinas juegan un papel muy importante, a menos que el proceso que desencadena su aparición no sea efectivo.

144

Al dañarse los tejidos, el sistema inmunitario también envía glóbulos blancos al sitio clave para evitar que los dañinos virus y las
bacterias lo invadan, y para eliminar y limpiar los restos dañados.

Las células colindantes se multiplican para reparar el daño y que
los tejidos sanen. El colesterol es conducido al lugar afectado a fin
de que las células se sanen y rejuvenezcan.

Algo parecido sucede en el recubrimiento interno de las arterias,
lo cual con el tiempo lleva a una inflamación leve y crónica. Cuando
esto sucede, se forman unas marcas en las paredes de las arterias, es
lo que se llama placa arterial. El resultado es el estrechamiento de
las arterias, lo cual lleva a la presión arterial alta y a los ataques de corazón. Cuando esto ocurre en las arterias que suministran la sangre
al cerebro puede tener lugar una hemiplejía.

¿Qué es lo que ocasiona que los tejidos se inflamen de manera
crónica? La naturaleza entiende la inflamación como un proceso
temporal, que dura tan sólo el tiempo que tardan los tejidos en curarse. La inflamación crónica no es por consiguiente un proceso
normal, y puede deberse a varios factores.

He aquí algunos de ellos:

- Tabaquismo
- Hipertensión
- Lipoproteínas
- Hiperglucemia

Se cree que todos estos factores producen unas sustancias químicas
que activan las células implicadas en el proceso inflamatorio. No
sólo contribuyen a la formación plaquetaria en las arterias, en ocasiones llevan a producir coágulos sanguíneos en las arterias. Esos
coágulos se forman cuando los tejidos internos de las arterias están
deteriorados y sangran.

Una inflamación leve pero crónica puede ocasionar una ateroesclerosis. En realidad, existen diversos estudios que manifiestan que
la bacteria clamidia y el herpes simple están estrechamente vinculados a la formación de placa ateroesclerótica.

Azúcar, no colesterol: No es ningún secreto que el azúcar refinado es causa primordial de la obesidad. Existe en la actualidad un gran número de estudios de investigación que desvelan el papel del azúcar en la inflamación y también en los ataques de corazón de maneras que nunca se había sospechado.

Además de una enorme cantidad de efectos secundarios, el azúcar –la glucosa y especialmente la fructosa– ocasiona el deterioro crónico de las células corporales mediante un proceso llamado glicación. Se trata este de un proceso bioquímico llamado «productos finales de glicación avanzada» o AGE (según sus siglas en inglés), el cual ocasiona el deterioro de las células del cuerpo y en consecuencia la inflamación de los tejidos.

La glicación puede darse producirse fuera del cuerpo al añadir, por ejemplo, azúcar a las patatas fritas calientes o a los alimentos horneados para que se doren. La industria alimentaria lleva utilizando AGE para potencial el sabor y dar color o caramelizar productos como los dónuts o las carnes al estilo barbacoa, refrescos de cola, etcétera.

La glicación también sucede dentro del organismo cuando se consume demasiada fructosa o glucosa. Esto hace que se altere el funcionamiento molecular y celular en todo el cuerpo y se liberen AGE muy oxidados, como el peróxido de hidrógeno. Algunos AGE son benignos, pero en grandes cantidades dañan el tejido endotelial, el fibrinógeno y el colágeno de las células y dan lugar a enfermedades como el alzhéimer, la neuropatía periférica, la sordera, y también la ceguera debido al deterioro microvascular de la retina.

Se han vinculado también a enfermedades crónicas relacionadas con la edad, como la diabetes tipo 1 y 2, las enfermedades cardiovasculares y la ateroesclerosis.

La glicación y la formación de AGE se han detectado de manera sistemática en personas diabéticas. Muchos de estos pacientes, que son por definición resistentes a la insulina, sufren de hiperglucemia.

A menos que se introduzcan mediante la dieta, los AGE de acumulan en el organismo cuando éste se ve incapaz de regular el nivel de azúcar en sangre. Esto es característico de las personas obesas, que suelen ser resistentes a la insulina y a la leptina. Cuando el nivel de azúcar en sangre es anormalmente alto –debido a que la insulina ya no está realizando su trabajo–, el nivel de la glucosa puede elevarse en las células. Esto produce un gran trastorno y la formación de AGE en el interior de las células. El resultado es un gran deterioro celular y de tejidos en todo el cuerpo, incluido el revestimiento interior de las arterias.

Como se ha dicho anteriormente, cuando los AGE afectan al interior de las arterias, la consecuencia es la formación de placa arterial. Esto suele suceder en zonas de gran flujo sanguíneo, como es la entrada a las arterias coronarias.

Se ha observado asimismo que la glicación provoca que el colágeno de las arterias se endurezca, lo que lleva a una mayor presión arterial, y también a micro o macro aneurismas cuando ello sucede en el cerebro.

¿Qué son las estatinas?: Si se tiene el colesterol más alto de lo normal hay que evitar tomar estatinas.

Los medicamentos que contienen estatinas, usualmente recetados para combatir el colesterol alto, produjeron en EE. UU., en el 2008, un total 14.500 millones de dólares. Estas sustancias inhiben una enzima que produce colesterol en el hígado, pero dan lugar a muchas otras cosas.

Hay un número extraordinario de pruebas fehacientes que muestran que los medicamentos que contienen estatinas producen los siguientes efectos:

- Causan dolores musculares y fatiga muscular debido a la activación del atrógino-1, un gen que juega un papel importante en la atrofia muscular.
- Provocan la aparición de una enfermedad mortal llamada rabdomiólisis que hace que las células musculares se deterioren por completo (en el 2001 se retiró del mercado la cerivastatina por estar asociada a la rabdomiólisis).
- Inhiben un enzima vital que produce colesterol en el hígado. También inhibe otra enzima llamada «coenzima Q10», cuya carencia produce fatiga y debilidad muscular, sordera, y el de-

terioro del tejido esquelético muscular. En algunos casos, esto puede causar una insuficiencia cardíaca congestiva. La coenzima Q10 es especialmente relevante para la salud del corazón, ya que suministra energía celular a este órgano.

¿No es irónico que un medicamento que aparentemente protege del colesterol inductor de enfermedades cardíacas pueda llegar a dañar gravemente el corazón?

¿Cómo de bajo es «demasiado bajo»?: Permitidme que cuente toda la verdad acerca de las estatinas. Pero en primer lugar, los hechos. Hasta el 2004 un nivel aceptable de colesterol LDL era de 130 miligramos. Ese mismo año, de manera repentina e inexplicable, el llamado Programa Educacional del Colesterol del Gobierno norteamericano advertía a los pacientes con riesgo de sufrir un ataque de corazón que debían reducir el nivel de colesterol a tan sólo 100 o incluso 70 miligramos.

Obviamente es imposible llegar a esos ridículos niveles sin tomar fármacos (léase estatinas). Con este golpe magistral, la revisión de esas directrices sanitarias abrió de par en par las puertas a este tipo de medicamentos, cuya popularidad ya estaba en alza.

El gobierno norteamericano no pudo ser más oportuno con su consejo. Según los datos de otro brazo del Gobierno –la Agencia Norteamericana para la Investigación y la Calidad de la Salud–, el uso de estatinas subió un 156 por 100 entre el 2000 y el 2005, mientras que el gasto público pasó de 7700 a 19.700 millones de dólares en ese mismo período.

En cuanto al número de ciudadanos norteamericanos que utilizaron estatinas entre esos mismos años pasó de 15,5 a los 29,7 millones.

Ahora veamos la cruel realidad sobre la revisión de las directrices del Programa Educacional del Colesterol.

Ocho de los nueve médicos que formaban parte de la comisión del programa estaban financiados por las empresas fabricantes de los fármacos reductores del colesterol. Dos de ellos eran propietarios del *stock* de esas empresas, otros dos consiguieron puestos en industrias farmacéuticas tras trabajar en ese programa, y otro médico más era un científico del Gobierno que estaba asociado a diez compañías farmacéuticas.

Otra píldora más: los estudios de investigación que fomentan un fármaco determinado o un conjunto de fármacos, entre ellos las estatinas, están casi siempre subvencionados por una empresa farmacéutica con intereses monetarios en los resultados de éstos (como se demostró en los famosos juicios JUPITER). Esto nos demuestra lo precavidos que debemos ser acerca de lo que leemos y lo que los medios publican.

Si por las empresas farmacéuticas, los médicos que trabajan para ellas y los medios de comunicación fuera, el nivel de colesterol idóneo variaría según su conveniencia.

Lo que no nos quieren hacer saber es que un nivel bajo de colesterol aumenta el riesgo de:

- Trastornos nerviosos.
- Pérdida de memoria.
- Cáncer.
- Párkinson.
- Depresión.
- Comportamiento violento o agresividad.
- Suicidio.

Si el nivel de colesterol en sangre es constantemente alto, hay que tener en cuenta que tal vez lo que lo origine sea una inflamación crónica. Es posible que esté alto porque cuando las células resultan dañadas, el colesterol va hacia esas zonas para reparar el daño. Así pues, lo que hay que tratar no es el nivel de colesterol sino las causas por las que hay tanto circulando.

Veamos alguno de los culpables de la inflamación crónica más comunes:

- Una dieta rica en azúcares y cereales refinados.
- Un exceso de alimentos preparados.
- Proteínas animales (*véase* el apartado «Causas de los ataques de corazón» en el libro *Los secretos eternos de la salud*).

149

- Inactividad, falta de ejercicio.
- Estrés emocional crónico.
- Tabaquismo.

Simplemente un estilo de vida sencillo y cambios en la dieta contribuyen a controlar el nivel de insulina y leptina, así como otros procesos bioquímicos, ya que éstos desencadenan inflamación. Corregir el desequilibrio orgánico hace que el cuerpo recupere la salud.

Antes de acabar este capítulo me gustaría resumir los mitos –y la realidad– que rodean al colesterol.

Mito n.º 1: «El colesterol es malo». El colesterol es vital para el sistema nervioso. Esencial parar el crecimiento y la regeneración de la mielina, la capa que recubre los nervios y facilita la conducción de los impulsos eléctricos. El colesterol es además esencial para sintetizar la bilis, las hormonas esteroides y las vitaminas liposolubles.

Mito n.º 2: «El colesterol provoca enfermedades cardiovasculares». No es cierto. Lo hace la inflamación.

Mito n.º 3: «Hay un colesterol bueno y un colesterol malo». El colesterol es bueno, siempre que circule bien y no cause daños. La que es mala es la inflamación.

Mito n.º 4: «Es importante bajar el índice del colesterol». El nivel del colesterol no es significativo, lo que importa es el tipo y número de partículas de colesterol en sangre».

9

Los reparadores

Enzimas: catalizadoras de la naturaleza

La digestión es una de las claves de la buena salud. Y lo que hace posible la digestión es un buen número de enzimas, la mayoría de las cuales elaboradas y secretadas por el hígado, el páncreas y el intestino delgado. Estos órganos, junto al estómago, forman el grueso del aparato digestivo, lugar este donde se originan las crisis de toxicidad. Es por ello por lo que la clave de una buena salud no está tan sólo en comer bien sino además en crear las condiciones necesarias para una buena digestión. Ello nos asegura de que los alimentos que tomamos realmente nutren nuestro organismo.

En el centro de los procesos digestivos hay diferentes tipos de enzimas que descomponen los principales grupos de alimentos –hidratos de carbono, proteínas, grasas y fibras– en pequeños y digestibles componentes. Además las enzimas contribuyen a que la sangre, los órganos, los tejidos y las células absorban esos nutrientes y los utilicen como combustible para permanecer vivos, autorrepararse, reproducirse y librarse de agentes patógenos.

Pero las enzimas, muchas de las cuales no están directamente relacionadas con la digestión, realizan muchas más funciones. Contribuyen a que el cuerpo use las vitaminas y minerales que ingerimos, sintetizan y regulan las hormonas, son de vital importancia para la salud de nuestro sistema inmunitario, y ayudan a crear los procesos de desintoxicación. Cada uno de esos sistemas y procesos está directa o indirectamente relacionado con la pérdida de peso.

Lo más complicado es asegurarse de que los procesos digestivos estén siempre bien sintonizados. Por consiguiente es vital que el hígado funcione a pleno rendimiento, ya que este órgano es el que produce la bilis, quizás la mayor cooperadora natural del metabolismo.

Aunque la bilis se forma en el hígado, es la vesícula la que la almacena, de ahí pasa al intestino delgado siempre que es necesaria. Esta sustancia no sólo metaboliza los alimentos sino que además trabaja mano a mano con cada uno de los otros órganos digestivos. Provoca que éstos liberen ácidos y enzimas, sintetiza enzimas con la ayuda de las sustancias químicas que liberan, y lo combina todo en perfecta sincronización.

Así, por ejemplo, cuando nos metemos en la boca un alimento, el hígado se prepara instantáneamente para digerirlo. La vesícula segrega la bilis y ésta llega al conducto biliar común. Esta operación activa las enzimas pancreáticas, las cuales son esenciales para la correcta digestión del alimento. La bilis se combina con esas enzimas en el intestino delgado para metabolizarlo.

La bilis y las enzimas digestivas colaboran estrechamente con el ácido estomacal a fin de aportar la mejor base posible para la buena digestión de los alimentos. Cuando uno de ellos funciona por encima o por debajo de sus capacidades, el cuerpo ajusta de manera automática la producción de los otros a fin de evitar posteriores complicaciones. Si la secreción biliar, por ejemplo, es inadecuada y, por tanto, se activan menos enzimas pancreáticas, el estómago a su vez reduce la secreción de ácido clorhídrico (HCL). De otro modo, la bilis alcalina y los jugos pancreáticos no podrían neutralizar todo el HCL que entra en el duodeno junto a la comida. Ello originaría úlceras en el duodeno e inflamación en todo el tracto gastrointestinal.

No se puede conseguir una buena función digestiva si no se producen unas suficientes y equilibradas secreciones biliares. Por consiguiente, en vez de tomar suplementos de HCL lo mejor es limpiar bien el hígado y la vesícula biliar.

Por otra parte, hay que tener en cuenta que estén también presentes en el proceso digestivo otros factores que lo controlan. Por ejemplo: una buena masticación de los alimentos, lo cual estimula la producción de enzimas digestivas en la boca y en el páncreas; realizar la comida principal cuando la secreción de los jugos digestivos están en alza –al mediodía–, evitando comer después de las 19 o 20 horas, cuando esa secreción cae en picado; ir dormir antes de las 22 horas para aportar la hígado energía y sangre suficiente para que produzca la bilis necesaria hasta el día siguiente, y, obviamente, llevar una dieta equilibrada que contenga alimentos naturales que no cueste demasiado digerir.

Algunos alimentos son de manera natural ricos en enzimas, y existen en una buena variedad. Entre ellos están la piña, el aguacate, la uva, la papaya y los frutos secos y semillas germinadas. Una vez se empieza a incorporar a la dieta alimentos ricos en enzimas, pueden pasar un par de semanas hasta que se regulen el apetito y la energía. Después, la salud experimentará un cambio notable.

Pensemos lo siguiente: una de las funciones más importantes del hígado es descomponer las toxinas y prepararlas para ser eliminadas del organismo. Cuando la enfermedad se asienta, la capacidad del hígado para desintoxicar el cuerpo se ve comprometida, y éste que se ha visto mal nutrido debe limpiarse y ajustarse.

Cuanto mayor es la intoxicación y más largo el período en que uno ha estado alimentándose con comidas preparadas y creando un entorno poco saludable, mayor será el reajuste necesario. La curación tardará pero se tratará de una ruta duradera hacia la pérdida natural de peso.

Examinemos el papel de la bilis y de tres enzimas naturales, todas ellas producidas por el organismo y en el centro del proceso digestivo. Esto nos dará una idea de la complejidad de las funciones de la bilis y de estas tres principales enzimas digestivas: proteasa, amilasa y lipasa.

Bilis: La bilis está compuesta por ácidos biliares, sales biliares, colesterol, agua y pigmentos. Teniendo en cuenta sus múltiples funciones y el papel vital del hígado en todas las funciones corporales, no cabe señalar lo importante que es que las secreciones biliares sean normales.

Subrayemos las principales funciones de esta sustancia:

- Estimular la producción de enzimas pancreáticas.
- Los ácidos biliares son críticos para la digestión, el trasporte y la absorción de las vitaminas liposolubles. Junto a la lipasa del páncreas, ayudan a la digestión, trasportan y absorben los nutrientes liposolubles segregados provenientes de los triglicéridos ingeridos en la dieta.
- La bilis metaboliza las toxinas, incluidos los metabolitos producidos por la acción de los fármacos en el organismo. La bilis hace que esos metabolitos se eliminan por medio de las heces.
- La bilis es una solución alcalina y mantiene alcalino el interior del intestino delgado a fin de neutralizar las grandes cantidades de HCL que secreta el estómago en el duodeno.
- La bilis mantiene una buena relación con el colesterol, junto a él es absorbido por el flujo sanguíneo para que el hígado elabore los ácidos biliares.
- Para digerir el colesterol primero tiene que ser emulsionado. De un modo similar a los detergentes, los ácidos biliares descomponen los glóbulos grasos en gotitas diminutas, esto hace que aumente la superficie de la grasa gracias a la lipasa secretada por el páncreas para metabolizarlo.
- La bilis es además un vehículo trasportador de lípidos, sin ella los ácidos grasos, el colesterol y los triglicéridos no podrían trascurrir por el flujo sanguíneo.

Proteasa: La proteasa es en realidad un grupo de enzimas que descomponen o hidrolizan las proteínas de los alimentos que tomamos. Las proteínas se descomponen en unas cadenas moleculares llamadas aminoácidos, los verdaderos cimientos de cada una de las células de nuestro organismo.

En el aparato digestivo, las enzimas proteasas descomponen los enlaces peptídicos de las proteínas de los alimentos a fin de liberar aminoácidos. Estas enzimas juegan un papel importante en el sistema inmunitario. En ocasiones el sistema digestivo se queda atascado con cantidades de proteínas no digeridas, ello sucede especialmente cuando uno come muchas proteínas animales, una dieta que siguen muchas personas con sobrepeso.

La proteasa también descompone las proteínas no digeridas, los restos celulares y las toxinas de la sangre, lo cual deja al sistema inmunitario libre de realizar su función básica: proteger al organismo de agentes patógenos como bacterias, virus y otros parásitos.

Cuando el páncreas no puede producir suficientes enzimas proteasas, tiene lugar un desequilibrio en el delicado coeficiente del intestino delgado, puesto que los alimentos ricos en proteínas, especialmente los de origen animal, llevan a la acidez, el insomnio y la ansiedad.

Nuestro organismo necesita proteínas para trasportan en la sangre las proteínas enlazadoras de calcio. La carencia de proteasa puede significar artritis, osteoporosis y otras enfermedades surgidas de la falta de calcio.

Amilasa: La amilasa es otra enzima natural fabricada por el páncreas. También es secretada por las glándulas salivares. Si nuestro organismo no produjera amilasa, no podríamos digerir los hidratos de carbono. La amilasa trasforma el almidón y el azúcar de los hidratos de carbono en glucosa, el combustible que hace funcionar cada célula de nuestro cuerpo.

La amilasa digiere también los leucocitos muertos. Un sistema linfático pobre en amilasa no puede deshacerse de manera efectiva de los restos de esas células, lo cual promueve formación de pus.

Las personas con déficit de amilasa son propensas a los abscesos, bolsas de tejido inflamado que contienen pus. Estos abscesos acogen bacterias y otros parásitos, lo cual da lugar a una inflamación y a la producción de histaminas.

La respuesta inflamatoria suele tener lugar en órganos como los pulmones y en la piel que están en contacto con el entorno externo. Esto explica que algunos problemas pulmonares, incluidos el asma y el enfisema pulmonar, requieran amilasa y otras enzimas para su tratamiento.

Lipasa: La lipasa es la tercera enzima natural fundamental para la digestión. Descompone los lípidos o grasas, el colesterol y los triglicéridos.

La clave para digerir la grasa está en un proceso llamado emulsión. Puesto que las grasas no se disuelven en agua no pueden ser trasportadas por nuestra sangre, que contiene agua, y necesitan antes convertirse en elementos solubles en agua. Este proceso de emulsión o descomposición de grandes moléculas grasas en pequeños glóbulos solubles en agua tiene lugar especialmente en el intestino delgado.

Los triglicéridos son emulsionados por la bilis y la lipasa, que trabajan juntas en una perfecta sincronización en el lumen del intestino delgado. Una vez que los triglicéridos se han descompuesto o hidrolizado en monoglicéridos, los nutrientes liposolubles de las grasas son absorbidos en el flujo sanguíneo con la ayuda de la lipasa y de las sales biliares.

La falta de lipasa lleva al aumento de peso. Las grasas no digeridas de almacenan en los tejidos adiposos en varios lugares del cuerpo. Esto lleva además a un aumento del nivel de colesterol y de los triglicéridos.

La lipasa se requiere también para digerir las vitaminas liposolubles. Debido a que se unen a las coenzimas, las personas que tienen deficiencia de lipasas suelen también tener pocos cloruros en su equilibrio electrolítico, el cual es fundamental para la actividad eléctrica del sistema nervioso.

Las grasas son también fundamentales para la salud de cada una de las células de nuestro organismo. Cuando un individuo cuenta con pocas lipasas, es posible que sus membranas celulares no sean todo lo permeables que debieran, lo cual significa que las células no pueden absorber los nutrientes que requieren ni excretar el material de desecho que se produce en su interior.

¿Es más sano lo crudo?

Si los alimentos preparados son tan dañinos para nuestro organismo ¿está la respuesta en los alimentos crudos y naturales? Antes de responder a esta pregunta hay que detenerse en una cuestión. ¿Sabes que cuando calientas la comida a más de 86º C las enzimas que contiene se descomponen y pierde todo su valor nutricional?

De hecho, la estructura molecular cambia por completo y el alimento queda inerte, desprovisto de su fuerza vital; en otras palabras, cuando se sobrecalienta un alimento, su energía o prana queda destruida.

Los alimentos preparados no son diferentes, están asimismo desprovistos de su fuerza vita y son nutricionalmente nulos. Por ello los hidratos de carbono refinados, como harinas y pastas refinadas, son nutricionalmente deficitarios aunque aporten calorías al organismo. Esas calorías se denominan «calorías vacías».

Cuando se ingieren alimentos procesados o sobrecalentados el organismo interpreta que son agentes patógenos o invasores, ya que son ajenos a su bioquímica. De manera instantánea se produce una respuesta de estrés y el sistema inmunitario libera de manera inmediata leucocitos para «atacar al invasor».

Los científicos que descubrieron este fenómeno en los años treinta lo llamaron «leucocitosis digestiva», o respuesta de los leucocitos a un .

La conclusión lógica sería que tomar alimentos crudos y naturales es la vía más saludable, pero ¿es así?

Muchas personas que se inician en una dieta de alimentos completos y crudos han sufrido previamente problemas de salud y tienen el agni o fuego digestivo debilitado. Los alimentos ricos en fibra no pueden descomponerse y las bacterias intestinales empiezan a tomar el control, y el resultado es la fermentación y putrefacción de los alimentos.

Los productos tóxicos producidos por las bacterias durante el proceso de fermentación estimulan sobremanera el sistema inmunitario y contribuyen a que el organismo se deshaga de él. Esta fuerte reacción de limpieza ayuda a limpiar los intestinos de la materia fecal impactada, detiene el estreñimiento y gracias a la intensa actividad inmunitaria aporta al organismo una gran cantidad de energía.

Escapar de la congestión y del estreñimiento y el aumento de energía y vitalidad son perceptibles y aportan al individuo un «signo positivo» enorme. Esta respuesta puede incluso llevar a una remisión espontánea del cáncer o al alivio de los dolores artríticos. Pero, con el tiempo, es posible que los intestinos empiecen a inflarse como una pelota, incapaces de enfrentarse a los gases tóxicos y a las sustancias venenosas.

Un tipo corporal pitta joven con un agni fuerte y con mucho ejercicio físico puede afrontar una dieta de alimentos crudos durante muchos años sin experimentar dañinos efectos secundarios. Pero, a la larga, incluso ese sistema digestivo puede caer exhausto debido al esfuerzo de descomponer esas verduras y cereales.

Los tipos vata y kapha, por otra parte, pueden sufrir trastornos durante días y semanas, ya que estos tipos corporales sacan mayor provecho de tomar alimentos cocinados y calientes, ya que sus cuerpos suelen ser fríos por naturaleza.

El agni de un tipo kapha puede apagarse con mucho alimento crudo, y un tipo vata, cuyo agni es variable, puede llegar al estreñimiento, el nerviosismo y la depresión si sigue esa misma dieta.

Veamos por qué tomar alimentos crudos debilita el sistema digestivo y finalmente conduce a la fatiga. No siempre es fácil utilizar las enzimas que contienen las células de las plantas comestibles en su interior. Las verduras más duras, más consistentes, contienen fibra indigestible formada de celulosa, la cual constituye la membrana celular. Los más tiernos, como la lechuga, el aguacate, los tomates, el cilantro, el pepino, etc. tienen unas membranas celulares muy finas que se rompen en el proceso de la masticación.

Las membranas celulares de los vegetales más consistentes permanecen intactas en el sistema digestivo cuando se han tomado crudas (pensemos en las zanahorias, por ejemplo), y al cuerpo le resulta un tanto difícil digerir y asimilar sus nutrientes. Cuando se toman en grandes cantidades producen gases, resultado de la fermentación destructora. Si se toman cocinados, las membranas celulares se rompen y sus nutrientes pueden ser digeridos y absorbidos.

Las vacas, a diferencia de los humanos, tienen tres estómagos que les sirven a modo de utensilios de cocina, y con ayuda del calor, de las bacterias y de la humedad ablandan y descomponen las membranas celulares de los vegetales con que se alimentan.

158

Dado que los seres humanos no tenemos esa habilidad, necesitamos utilizar el calor y otros métodos de preparación de los alimentos, como la fermentación, a pesar de que ello destruya en el proceso algunas de sus enzimas y vitaminas.

Cocinar plantas de mayor dureza contribuye a eliminar los anticuerpos naturales que de otro modo podrían ocasionar irritaciones intestinales. Por esta razón, en todas las antiguas civilizaciones, védica, maya, griega y egipcia, la preparación de los alimentos ha ocupado un papel esencial.

Ello no significa que todos debamos eliminar los alimentos crudos de nuestra dieta. Tomar ensaladas, por ejemplo, es una práctica muy saludable. Debemos incluirlas como parte integrante de nuestras cenas e incluir verduras crudas, ya que contienen gran cantidad de minerales y vitaminas, proteínas y fibra, en su forma completa y natural. (Son más recomendables las verduras de cultivo biológico, pues las comerciales están tratadas con insecticidas y productos químicos).

Como he mencionado anteriormente, nuestro tipo corporal juega un papel importante a la hora de determinar cuántos alimentos crudos podemos tolerar. Sea cual sea el tipo corporal que uno tenga, debe empezar confiando es su intuición y atendiendo a las señales que el cuerpo envía.

Si en la cena se ha tomado una ensalada de fruta, es posible que a la mañana siguiente uno se sienta aletargado e irritable porque durante la noche ha estado fermentando en los intestinos. Nadie conoce su cuerpo mejor que uno mismo.

Por otra parte, el deseo de tomar sólo alimentos crudos, no preparados, significa que el cuerpo necesita una limpieza. Hay que estar atento a las señales de bienestar o malestar que el cuerpo envía. Si un buen día se siente aversión por esos alimentos, hay que volver de inmediato a una dieta combinada pues el cuerpo está advirtiendo de que ya tiene suficiente y que ya no puede hacer frente a tantos antígenos tóxicos e irritantes.

Una limpieza a base de vegetales crudos o de sus jugos ha salvado la vida a muchas personas al desencadenar una fuerte respuesta inmunitaria. De ese modo, se eliminan los restos tóxicos que durante años han quedado atascados en el tracto intestinal. El cuerpo suele enviar un mensaje de claro malestar cuando los anticuerpos empiezan a dañar los intestinos, lo que significa que ha llegado el momento de detener la limpieza.

He aquí un consejo cuando se toma ensalada: siempre hay que tomarla al principio de la comida, antes de comer cualquier alimento cocinado. Los alimentos crudos requieren unas enzimas digestivas diferentes a las de los alimentos cocinados, y si los tomamos antes favoreceremos la digestión.

Siempre hay que comer los alimentos crudos al principio de una comida, no cuando se han tomado los cocinados, de hacerlo así la mayoría de ellos quedarán sin digerir y sujetos a la fermentación. Especialmente deben evitarse los alimentos cocinados en las ensaladas, especialmente los proteínicos.

Comerse el arco iris

Si estás intentando perder peso, lo más probable es que hayas oído una y otra vez esto: «Toma fruta y verdura». La sabiduría convencional suele tener razón. La fruta y la verdura ayudan a perder peso por unas cuantas razones, pero examinemos las más sencillas, la más lógicas, las que generalmente eludimos.

Todo está en una sencilla frase: «densidad de energía». La densidad de energía es la cantidad de energía o número de calorías acumuladas en una unidad de volumen o en un alimento. Aquí le llamaremos «ración» o «porción».

La carne tiene una energía densa porque acumula un gran número de calorías en una sola porción. Los alimentos grasos aún tienen más energía densa, y los que menos tienen son las frutas y las verduras. Esto se debe a su alto contenido en agua, aunque también contienen mucha fibra, y ni el agua ni la fibra contienen calorías. Las frutas y las verduras son por consiguiente alimentos de «gran volumen», lo que significa que hay que tomarlos en una proporción muy superior a la carne para tomar la misma cantidad de calorías. Si se compara una porción de verduras con una de carne, el plato de verduras aporta muchas menos calorías. Es posible que uno piense que necesita tomar muchas más verduras para conseguir el mismo número de calorías que le aportaría una ración de carne, pero eso es erróneo.

Los seres humanos suelen comer bastante, por consiguiente cuando se tiene en cuenta sólo el volumen de alimentos se toma mucha más carne (y por lo tanto más calorías) para sentirse igual de «totalmente lleno» que tomando verduras. Lo diré de otro modo: cuando comemos verdura nos sentimos «totalmente llenos» y con menos calorías, fácil, ¿verdad?

Existe otra razón del porqué la fruta y la verdura ayudan a perder peso: eliminan las ansias de comer. Los alimentos procesados, especialmente los ricos en azúcares e hidratos de carbono, hacen que el cuerpo anhele más comida. En cambio, las frutas y las verduras detienen el círculo de adición a la comida.

Las frutas y verduras son centros motores de nutrición, ya que contienen todas las vitaminas, minerales, enzimas, fibras, antioxidantes y proteínas que el cuerpo necesita. Al contrario que los alimentos procesados, que engañan al organismo haciéndole creer que está lleno cuando ni siquiera ha recibido los nutrientes que necesita, las frutas y verduras son alimentos «honestos» ya que todo lo que aportan es saludable, pero hay que tomar variedad de ellas.

¿No es desconcertante que el norteamericano medio siga una dieta que contiene sólo un 8 por 100 de fruta y verdura? Si el 92 por 100 restante consiste en alimentos nutricionalmente nulos, ¿nos extraña que la población tenga cada vez una mayor ansiedad por la comida y gane más peso?

Hay que empezar por comer sano de manera gradual, e incrementar poco a poco el contenido de fruta y verdura en la dieta. Debe empezarse con sopas y ensaladas y aumentar la dieta vegetariana a la vez que se reducen las carnes y los alimentos procesados. Enseguida se aprecia la diferencia de energía y también de peso.

Pero, ¿a quién no le apetece un aperitivo de los de siempre vez en cuando? Si estás dispuesto a perder peso y a dejar atrás las patatas fritas, los bocadillos y los nachos, he aquí algunas ideas para disfrutar de unos alimentos sabrosos y nutritivos sin ganar kilos extras.

Los frutos secos son un aperitivo excelente con unos beneficios para la salud extraordinarios. Son dulces y muy nutritivos, más que la fruta fresca. Reducen el riesgo de sufrir cáncer, aportan energía, disminuyen la presión arterial y el riesgo de enfermedades cardiovasculares, mantienen el colesterol a raya, previenen la diabetes y, gracias a los antioxidantes que contienen, ralentizan el proceso de envejecimiento.

Entre los frutos secos, las almendras son una opción especialmente saludable por diversas razones. Aquí tenemos algunas de ellas: gracias a su abundante contenido en vitamina E (la cual tiene propiedades antioxidantes), las almendras reducen el riesgo de tener problemas cardíacos. Tienen un alto índice de grasas monoinsaturadas, lo que hace que disminuya el nivel del colesterol LDL. También contienen magnesio y potasio. El magnesio ayuda a que los vasos sanguíneos se relajen, permitiendo así un buen flujo sanguíneo. El potasio contribuye a que se establezcan buenas conexiones nerviosas y es importante para la salud del corazón.

Las almendras tienen además la propiedad de estabilizar el nivel de azúcar en sangre y evitar los picos de insulina que llevan a la ansiedad por la comida y a ganar peso.

Según un estudio publicado en el *International Journal of Obesity and Related Metabolic Disorders* (Revista de Obesidad y Trastornos Metabólicos) añadir almendras a una dieta hipocalórica ayuda a las personas con sobrepeso a perder kilos de una manera más efectiva que con una dieta hipocalórica rica en hidratos de carbono.

El Instituto Norteamericano de Investigación Alimentaria ha publicado diversos estudios en los que se destaca que las almendras tienen propiedades prebióticas. Estos frutos secos nutren las bacterias intestinales llamadas «bacterias amigas» de manera que éstas puedan crecer en los intestinos y mejorar la digestión y el sistema inmunitario.

En otro estudio, cuyos resultados se publicaron en el *European Journal of Clinical Nutrition* (Revista Europea de Nutrición Clínica) se descubrió que una dieta que incluya almendras disminuye no sólo el colesterol LDL sino también el nivel de proteínas C reactivas, estas proteínas son la clave de la inflamación, la cual lleva a obstruir las arterias o ateroesclerosis y a las enfermedades de corazón.

10

La limpieza

Enfermedad: el ajuste final

El cuerpo humano tiene una sorprendente capacidad para adaptarse y superar gran parte del maltrato que le infligimos. Ese maltrato consiste en seguir desastrosos hábitos alimenticios (problemas nutricionales, abuso de alimentos procesados, comer en exceso), comidas irregulares, patrones de sueño equivocados, poca o ninguna actividad física y estrés físico; todo ello constituye un peaje que hay que pagar.

Cuando obviamos nuestro cuerpo, sus funciones naturales se distorsionan para satisfacer nuestro comportamiento obstinado y negligente. Más de uno se sentiría más que sorprendido del tipo y la cantidad de desechos que acumulamos en nuestro sistema digestivo. Y lo que es más: la mayoría de nosotros no es ni siquiera consciente de los alimentos no digeridos, los venenos metabólicos atascados y las piedras calcificadas que obstruyen nuestros órganos internos y que suministran un caldo de cultivo para las bacterias dañinas.

Finalmente, cuando el cuerpo alcanza el umbral de toxicidad entra en un estado de enfermedad y advierte de que algo va mal. Si bien todas las enfermedades se inician con una crisis de toxicidad, los síntomas (a los que la medicina convencional se refiere como enfermedad) varían de una a otra. Esto se debe a que cada persona es físicamente vulnerable de una manera diferente. Por eso algunas personas pueden desarrollar una sensibilidad extrema a los alérgenos o al acné, otras a los trastornos digestivos, y otras pueden llegar a desarrollar un cáncer.

El tipo de órgano o sistema que desfallece es generalmente el más débil y por consiguiente el más vulnerable porque es el menos capacitado para defenderse. El órgano empieza entonces a actuar como sistema de defensa para mantener a raya las sustancias tóxicas de manera que no lleguen al flujo sanguíneo. De ocurrir eso, el individuo moriría por sobrecarga tóxica.

El curso que la enfermedad siga dependerá del órgano o sistema que resulte afectado, pero todo empieza cuando el cuerpo sufre un ataque de toxicidad.

Así pues, al igual que la diabetes, las úlceras, el vértigo o el asma, la obesidad es también una crisis de toxicidad, en ella el cuerpo almacena grasa como mecanismo de defensa. El cuerpo necesita ganar peso, por eso la dieta y el ejercicio físico no suelen funcionar.

Es un hecho empírico que las personas obesas tienen un nivel alto de toxinas almacenadas en sus tejidos adiposos. El tejido adiposo tiene una actividad metabólica relativamente baja, y el almacenar toxinas impide que éstas entren en el flujo sanguíneo y en los órganos vitales. El cuerpo literalmente se protege del envenenamiento.

Hay investigaciones que han demostrado que cuando una persona tiene un sobrepeso de más de diez kilos, su tejido adiposo empieza a actuar como un órgano endocrino aparte. Empieza a segregar hormonas como la leptina y el cortisol, las cuales, por medio de un complejo proceso bioquímico, estimulan el almacenamiento de grasa.

El cortisol, además de fomentar la resistencia a la insulina, lleva a la descomposición de las proteínas en los músculos para convertirlas en glucosa. Dado que muchas de las personas con sobrepeso son resistentes a la insulina, la glucosa en vez de quemarse se convierte en grasa. Así pues, mientras la masa muscular decrece, la grasa corporal aumenta. Ese círculo vicioso es muy difícil de romper y por eso la gente obesa parece cada vez más obesa.

Gran parte de las toxinas son físicas: alimentos procesados, hidratos de carbono y azúcares, ingredientes químicos y conservantes alimentarios, sirope de maíz alto en fructosa, pesticidas químicos y fármacos. Pero las toxinas pueden tener también un origen emocional.

Ya sea por su temperamento o por circunstancias traumáticas del pasado, hay personas que pueden llegar a ser emocionalmente tóxicas. Los viejos conflictos, traumas y pensamientos tóxicos siguen hiriendo mucho después de haber desaparecido en la mente consciente. Se almacenan como compuestos venenosos en el tejido adiposo.

A lo largo de los treinta y siete años que he estado practicando la medicina naturista, me he encontrado con muchas personas obesas alegres, felices de su aspecto, ninguna de las cuales tenía ni la más mínima idea de que sus cuerpos eran una caja de seguridad de los viejos recuerdos y traumas que no habían podido dejar atrás.

La medicina convencional y los tratamientos para perder peso hacen caso omiso de lo que no ven. Si tienes sobrepeso tiene que deberse a seguir una dieta poco saludable, a una vida sedentaria o a ambas causas.

No hay que negar que esos dos factores son cruciales para cualquier tratamiento natural para perder peso, pero lo que intento recalcar es que el punto de vista convencional deja de lado las causas de la enfermedad reduciéndolas a síntomas.

Reequilibrar la ecuación

Cada célula del cuerpo, y el cuerpo en su totalidad, lucha constantemente por lograr un estado de equilibrio. Un cuerpo obeso es un cuerpo que cede a perder su línea para evitar su envenenamiento.

Todos tenemos un peso corporal óptimo, aquél con el que cada individuo se protege de posibles amenazas y venenos. Perder peso de manera natural significa revertir los procesos que llevan a un estado de toxicidad. Eso significa también crear simultáneamente un entorno que lleve a una radiante salud.

El reequilibrio corporal significa diversas cosas, significa la capacidad de dejar atrás los traumas del pasado para mejorar la circulación sanguínea y linfática, aumentar la inmunidad y restablecer los órganos internos de manera que funcionen como deben hacerlo. Por consiguiente es importante recordar que perder peso no es un proceso mecánico o fundamentalmente físico.

La manera natural de perder peso es una actitud mental que establece una conexión íntima entre mente, cuerpo y espíritu. Ésta es la manera más efectiva y duradera de regular el peso permanentemente.

Una vez se hace ese cambio mental, al igual que el cuerpo una vez adoptó un estado tóxico, ahora desea adoptar una buena salud y volverá a su peso natural. Tras volver al camino, el individuo percibirá que no ha necesitado ningún esfuerzo. Es algo que surge de dentro.

La mejor manera de empezar el reequilibrio es revertir el proceso que ha llevado al organismo a un estado tóxico. La obesidad es una enfermedad causada por toxicidad acumulada en el cuerpo y por lo tanto antes de que el cuerpo empiece a regularse a sí mismo necesita liberarse de las toxinas acumuladas.

Esto significa desintoxicar el cuerpo para poder limpiarse de todos los desechos acumulados durante años. La regulación de peso puede empezar de manera simultánea, reequilibrando el estilo de vida y empezando a incorporar hábitos saludables en la vida diaria.

Debe elegirse un ritmo que sea cómodo, teniendo siempre en cuenta que cuanto más en onda esté uno con la innata sabiduría del cuerpo y más cerca de los ritmos naturales (tan cerca como lo permita la vida urbana), más pronto volverá a tener su peso óptimo.

Una manera efectiva y natural de limpiar y purificar el cuerpo es la de deshacerse de los venenos acumulados en el sistema digestivo y en los órganos de eliminación: la vesícula, el intestino delgado, los riñones y el colon o el intestino grueso.

Limpieza hepática: Limpiar los órganos internos (*véase* más información sobre ello en mis libro *La limpieza hepática y de la vesícula* y *Los secretos eternos de la salud*) implica básicamente el uso de productos naturales como el zumo de manzana, las sales de Epsom, el aceite de oliva y un poco de zumo de limón.

¿Qué es lo que esos ingredientes hacen exactamente? El zumo de manzana contiene ácido málico, un disolvente natural que afloja las adherencias de los glóbulos sólidos del hígado. Las sales Epsom (o sulfato de magnesio) relajan los tejidos blandos. Ambos productos abren los conductos biliares y facilitan que se libere líquido biliar para el proceso de purgamiento de piedras duras de la vesícula. Las sales de Epsom relajan también los intestinos y facilitan su motilidad.

El aceite de oliva sin refinar hace que la vesícula biliar y los conductos biliares se contraigan y expulsen las piedras o cálculos.

En caso necesario, pueden utilizarse ciertos nutrientes para controlar y facilitar el proceso de desintoxicación. Esos suplementos capturan, aíslan y neutralizan las toxinas tenazmente almacenadas en el cuerpo durante años, pudiendo utilizarse también cascarilla o fibra, especialmente fibra fresca procedente de frutas frescas y crudas y de verduras.

También puede utilizarse bentonita o arcilla fina mezclada con agua, ya que las moléculas de la arcilla actúan como una esponja natural sobre las partículas tóxicas del flujo sanguíneo. Existe otra forma de bentonita, la llamada montmorillonita, que extrae las toxinas de los tejidos.

Los ingredientes a utilizar dependen del terapeuta, de las necesidades psicológicas del individuo y del estado de toxicidad del organismo. Pero es necesario hacerlo con supervisión. Algunas personas han intentado efectuar la limpieza con la ayuda de amigos bienintencionados o de Internet, pero muchas han sufrido complicaciones innecesarias.

Aunque el proceso de la limpieza es bastante sencillo –la limpieza hepática consta de seis días de preparación y de 16 a 20 horas de la limpieza propiamente dicha–, cada persona necesita adecuarla a sus necesidades. Por lo tanto es mejor hacerla bajo supervisión.

Deben tomarse algunas precauciones, hay que recordar que la purga y la limpieza liberan sustancias tóxicas al torrente sanguíneo. Del mismo modo que esas sustancias químicas dañinas pueden destruir el organismo de no estar almacenadas, también pueden resultar perjudiciales si vuelven a la sangre. Por este motivo, algunas personas bajo supervisión hablan de experimentar síntomas como fatiga, erupciones, congestión de senos nasales, fiebre, dolores en las articulaciones, flatulencias y dolor de cabeza. A mayor toxicidad del cuerpo, mayor cantidad de toxinas se liberan.

¿De qué manera colabora en la pérdida de peso la limpieza interna del organismo? En las personas con sobrepeso en el proceso de desintoxicación se liberan grasas. Si bien el exceso de grasa se quema por medio del proceso metabólico, el material tóxico acumulado en los tejidos adiposos llega al hígado, allí se descompone y se prepara para ser excretado. Además se despejan enzimas y otras sustancias, lo que permite que los órganos internos funcionen como deben. El sistema inmunitario queda restablecido, y el metabolismo reequilibrado asegurará que el hígado en el futuro descomponga y neutralice las sustancias químicas tóxicas. Obviamente, para que este órgano siga funcionando normalmente, es necesario tomar alimentos sanos y, probablemente, hacer algunos cambios en el estilo de vida.

Muchas personas con sobrepeso albergan además un hígado graso. Una vez eliminadas las piedras de la vesícula y del hígado, este órgano puede movilizar el glucógeno o azúcar que ha permanecido estancado en su interior durante años.

Un hígado revigorizado podrá procesar de manera adecuada las grasas trasportando el exceso de lípidos a los intestinos para ser excretados. Por otra parte, puesto que la acumulación de grasas ahora se está quemando y el resto se excreta, el metabolismo también se restablecerá.

Todo esto funciona como un circuito y ayuda a controlar el azúcar en sangre. Dado que el equilibrio hormonal se ha restablecido y el cuerpo ya no tiene sobrepeso, no necesita seguir siendo resistente a la insulina.

Aunque la limpieza hepática *per se* produce resultados sorprendentes, lo ideal es realizarla tras una limpieza renal y de colon. La limpieza de colon previa asegura que los cálculos salgan con facilidad del intestino delgado.

La limpieza renal hace que ciertas toxinas que el hígado elimina en la limpieza hepática no sobrecarguen esos órganos de eliminación vitales. Debe realizarse una limpieza renal cada tres limpiezas hepáticas.

Resumiendo: la pauta más eficaz es: limpieza renal-limpieza de colon-limpieza hepática-limpieza de colon. Es importante repetir la limpieza hepática a intervalos regulares hasta que se hayan eliminados todas las piedras (para más detalles acerca de estas limpiezas *véase* el libro *La limpieza hepática y de la vesícula*).

Irrigación de colon: Llamada también hidroterapia de colon es uno de los tratamientos de limpieza de colon más eficaces. En un corto período de tiempo pueden eliminarse grandes cantidades de material de desecho almacenado que quizás ha tardado años en acumularse. Una sesión dura de 40 a 50 minutos, en ella se emplean de 2 a 6 litros de agua destilada o purificada. Con un suave masaje abdominal los viejos depósitos de materia fecal mucosa se aflojan y se extraen con el agua.

Con la hidroterapia de colon se eliminan no sólo material tóxico y dañino sino que además los músculos del colon se hidratan y rejuvenecen. La repetida admisión y liberación de agua mejora la acción peristáltica del colon y reduce el tiempo de tránsito de la materia fecal.

Además, la irrigación del colon restablece su forma natural y estimula los puntos reflejos que lo conectan con otras partes del cuerpo. Con esta forma de limpieza colónica se desprenden viejas capas de corteza de las paredes del intestino grueso, lo que permite una mejor absorción del agua y la hidratación no sólo del colon sino de todo el cuerpo. Sin embargo, es necesario un mínimo de dos o tres sesiones para cosechar esos beneficios. Después, el movimiento intestinal se restablece en un par de días. De tardar más, se deberá a que en el colon se han acumulado cantidades excesivas de material de desecho durante mucho tiempo. Para ablandar esas paredes serán necesarias una serie de irrigaciones colónicas y, por supuesto, de limpiezas hepáticas, así como una dieta y un estilo de vida equilibrados.

La hidroterapia de colon ayuda también a resolver los problemas emocionales. No es casualidad que el colon trasversal pase a través del plexo solar, que es el centro emocional del cuerpo. La mayoría de los problemas emocionales no resueltos o «mal digeridos» se acumulan en el plexo solar y tensan los músculos del colon, algo que puede ralentizar el movimiento peristáltico y ocasionar estreñimiento.

Este tipo de tratamiento ayuda a resolver la obstrucción física y libera toda la tensión que causa la represión emocional en primer lugar.

Limpieza renal: Es probable que también se necesite una limpieza de los riñones si la presencia de piedras en el hígado, u otras causas, ha hecho que se produzcan piedras en los riñones o en la vejiga urinaria.

Los riñones son unos órganos muy delicados que filtran la sangre y se congestionan fácilmente como consecuencia de malas digestiones, estrés y un estilo de vida irregular. La causa principal de la congestión renal radica en las piedras. La mayoría de las piedras, cristales o arena son demasiado pequeños para que puedan detectarse con las pruebas diagnósticas modernas.

Hay ciertas hierbas que tomadas diariamente durante 20 o 30 días, pueden ayudar a disolver y eliminar varias clases de piedras, incluidas las formadas por ácido úrico, las de fosfatos y las de aminoácidos.

Cuando hay un historial de piedras en el riñón y se desea limpiar por completo estos órganos, una opción es repetir la limpieza varias veces a intervalos de 6 u 8 semanas.

Agua ionizada: Beber sorbos de agua caliente ionizada tiene un profundo efecto en la limpieza de los tejidos profundos. Reduce la toxicidad global, mejora la circulación y equilibra la producción biliar. Si se hierve el agua de 15 a 20 minutos, se vuelve más fluida (sus aglomeraciones de moléculas se reducen de las 10.000 usuales a uno o dos) y se carga y se satura de iones de oxígeno negativos (hidróxido OH^-).

Tomando a lo largo del día frecuentes sorbos de agua ionizada, los tejidos corporales empiezan a limpiarse sistemáticamente y se liberan de los iones de carga positiva (asociados a ácidos dañinos y a toxinas).

Gran parte de las toxinas y de los materiales de desecho llevan una carga positiva y se adhieren al cuerpo de manera natural, el cual tiene una carga global negativa. Los iones de oxígeno negativos entran en el cuerpo con el agua ingerida y son atraídos hacia las sustancias tóxica cargadas positivamente. Esto neutraliza los desechos y las toxinas y las trasforma en una materia fluida que el organismo elimina fácilmente.

Cuando una persona tiene exceso de peso este método de limpieza le ayuda a eliminar muchos kilos de material de desecho sin los efectos secundarios que acompañan a una pérdida repentina de peso.

Ionizar el agua es fácil, sólo hay que hervir agua durante 15 o 20 minutos y guardarla en un termo. El agua caliente e ionizada se mantiene todo el día bien dentro del termo. Debe tomarse uno o dos sorbos cada media hora a lo largo del día, y beber el agua tan caliente como si se tratara de un té.

Hay personas que beben agua ionizada durante un tiempo, unas tres o cuatro semanas, otras lo hacen a diario. Esta agua preparada no debe sustituir a la cantidad de agua normal que uno bebe, no hidrata las células como lo hace el agua normal, el cuerpo la utiliza sólo para limpiar los tejidos.

Para que la pérdida de peso sea permanente la limpieza y purificación del cuerpo debe ir acompañada por un cambio de actitud. La clave está en la conexión cuerpo-mente, una vez ésta se establece el individuo deseará de manera natural vivir saludablemente.

Entonces, perder peso será más que un proceso de salud para el cuerpo. Las razones estéticas quedarán de lado y prevalecerá la necesidad de rejuvenecer y revitalizar la energía y la salud corporal.

A continuación mostraré un baremo para perder peso.

Comidas

El lector habrá oído la frase: «Uno es lo que come»; pero si bien eso es cierto, sólo es la mitad de la historia. Pero vamos a ceñirnos a los hábitos dietéticos. Lo que uno come, cuándo come y cuánto come determina la calidad de la nutrición del cuerpo humano.

Aquí tenemos unas sugerencias para complementar un programa global para perder peso.

Desayuno

Recomendaciones

Saltarse el desayuno está bien. Como alternativa, un desayuno ligero consistente en alimentos completos y nutritivos como copos de avena o cualquier otro cereal integral. Un desayuno a base de fruta (que no sean cítricos) también es válido.

A EVITAR:

Leche de soja: Contiene toxinas naturales (inhibidores de enzimas). Suele proceder de cultivo transgénico y puede afectar al equilibrio hormonal.

Fruta con cereales: Hay que evitar combinar frutas y cereales pues favorecen la fermentación y la toxicidad.

Proteínas animales: Queso, carne, jamón o huevos, y los alimentos ácidos, como el yogur y las frutas ácidas, que apagan el agni, o fuego digestivo, que es naturalmente bajo en las primeras horas de la mañana.

Almuerzo

Recomendaciones

Horario: De 12 a 12:30 (cuando el sol está en su posición más alta). Esta debe ser la comida principal.

A EVITAR:

Bebidas: El alcohol con las comidas diluye los jugos gástricos, provoca indigestión y hace ganar peso.

Consejos:

Agua: Beber un poco de agua caliente durante la comida aumenta el potencial digestivo, mantiene la sangre fluida y también una buena secreción biliar. Beber además un vaso de agua treinta minutos antes de la comida y después al cabo de dos horas y media.

Ensaladas: Los alimentos crudos y los cocinados requieren enzimas digestivas diferentes. Por lo tanto debe tomarse ensalada al principio de la comida, si se toman los alimentos crudos después de los cocidos quedarán sin digerir y sujetos a fermentar. En cuanto al aliño de la ensalada, lo mejor es utilizar una grasa completa, como aceite de oliva virgen y zumo de limón. Ambas cosas ayudan a digerir la ensalada cruda.

Cena

Recomendaciones

Horario: De 18 a 19 horas (el agni es bajo por la noche. Cenar temprano contribuye a activar la digestión y a completarla antes de ir a dormir, ya que la producción de las enzimas digestivas se detiene alrededor de las 20 horas).

Verduras: Tomar sopas vegetales naturales, pueden se pueden combinar con pan integral de trigo o de espelta, o tostadas de centeno con mantequilla sin sal, ghee o aceite. Otra opción puede ser verdura cocida con arroz u otros cereales ligeramente cocidos. Las sopas y las verduras pueden condimentarse con especias y hierbas, caldo vegetal, sal marina sin refinar y una cucharada de mantequilla, ghee o aceite de oliva o de coco durante su preparación o después (por la noche debe evitarse otro tipo de aceites pues son más difíciles de digerir).

A EVITAR:

Proteínas: Evitar carnes, pescados, jamón, huevos, frutos secos y otras formas concentradas de proteína pues el agni es demasiado bajo a esa hora del día para poder digerir proteínas animales.

Productos lácteos: El yogur, el queso, la fruta y las ensaladas tienen un gran contenido de bacterias que causan indigestión y fermentación por la noche.

Alimentos grasos: Los alimentos fritos, y también los tubérculos, como las patatas (a excepción de las zanahorias cocidas, las remolachas o los rábanos) que son difíciles de digerir por la noche.

Hay que recordar que la regularidad es muy importante: las comidas regulares contribuyen a que el organismo sepa qué y cómo esperar, de ese modo se evita la incertidumbre, algo que el cuerpo interpreta como un estado de hambruna y le lleva a almacenar glucosa y a ganar peso.

Las reglas de oro

Evitar alimentos pesados, alimentos grasos y fritos, quesos maduros, yogures, cebollas y ajos.

Tomar una o dos piezas de fruta al día. Beber sólo zumos frescos (mejor diluidos con agua), ya que los envasados son pasteurizados y fomentan la acidez. Muchos también contienen edulcorantes artificiales y deben evitarse.

La fruta o los zumos de fruta deben tomarse siempre con el estómago vacío, siendo el mejor momento a media mañana o a media tarde, o bien para desayunar sin ningún otro alimento. La fruta debe ser la propia de la estación y de la zona.

Pueden tomarse frutas secas, pasas, higos, dátiles, ciruelas, bien para desayunar (sin otros alimentos) o como tentempié.

Tomar de 8 a 12 almendras a diario. Son buenas para los ojos y los huesos.

No deben tomarse las sobras, a excepción del arroz y las judías secas, alimentos que deben guardarse en el frigorífico un máximo de uno o dos días.

Otros alimentos a evitar son los congelados, los cuales pierden su fuerza vital y eso hace que disminuya la absorción de sus nutrientes.

Utilizar los hornos microondas para cocinar hace que se desintegre la estructura molecular de los alimentos, lo que hace que dejen de ser nutritivos y desbaratan la digestión.

Los alimentos y bebidas helados o muy fríos eliminan el agni durante muchas horas. También entumecen y dañan las terminaciones nerviosas del estómago, además hacen que las células estomacales se contraigan, evitando así que secreten la cantidad necesaria de jugos gástricos.

Usar las especias adecuadas al propio tipo corporal. Las especias no sólo realzan el sabor de los alimentos, también cuentan con nutrientes y aromas que contribuyen a la digestión y al metabolismo. Las guindillas o las especias que las contengan deben evitarse, ya que afectan al pecho y provocan irritación en las mucosas del estómago y los intestinos.

Una vez a la semana o al mes, es una buena opción es tomar sólo dieta líquida (sopas, licuados vegetales, agua, tisanas, agua ionizada, etc.) y después volver gradualmente a la dieta normal. Esto alivia la tensión del aparato digestivo y mejora su capacidad de eliminar las sustancias de desecho acumuladas.

A la hora de comer...

Permanecer sentado. El aparato digestivo secreta mejor los jugos digestivos cuando uno come sentado.

Comer en un ambiente tranquilo, sin radio, sin televisor y sin lectura. Cualquier distracción empeora la capacidad el organismo de suministrar las enzimas necesarias para la digestión.

Permanecer sentado y tranquilo al menos cinco minutos después de comer, de este modo los alimentos se asientan en el estómago antes de levantarse de la mesa. Un paseo corto y tranquilo después de las comidas ayuda enormemente a la digestión.

Masticar lentamente los alimentos, de este modo la saliva lubrica y predigiere los almidones. Ello hace asimismo que el páncreas y el intestino delgado liberen las enzimas digestivas y los minerales necesarios para una buena digestión. Masticar bien mejora la memoria y reduce la liberación de las hormonas del estrés; por otra parte la masticación evita que los alimentos se pudran y fermenten, además de evitar la proliferación de *Candidas*. Pero la masticación es más que un acto físico, debe intentarse masticar de manera consciente, pensando en lo que se come y en el acto de comer. Uno puede elegir el alimento que se lleva a la boca, mirar atentamente el plato, contemplar el color, la textura y el sabor de la comida. Los sentimientos de rabia, tensión, las discusiones e incluso el charlar durante la comida es estresante y afecta a la digestión. ¿De qué modo contribuye esto a perder peso? Según estudios realizados existe una asociación entre el aumento de peso y el estrés crónico, y es durante las comidas cuando el estrés y el aumento de peso están más cerca.

Mantener el cuerpo hidratado es otra clave para perder peso. Se debe beber de seis a ocho vasos de agua al día, siendo lo mejor el agua pura y fresca.

Datos alimentarios

Proteínas animales
La dieta de la mayoría de los norteamericanos consiste en carne y productos lácteos; carne picada, filetes, pollo y hamburguesas

gigantes. A buen seguro que todo ello es sabroso, con el sabor que la industria cárnica se ha encargado de que obtengamos. ¿Sabías, lector, que en el mundo occidental se consume al menos un 50 por 100 más de la proteína que realmente se necesita?

Pero si llenamos los tejidos conjuntivos de nuestro organismo con proteína inutilizada, convertimos al cuerpo en un pozo desbordante de ácidos dañinos y de desechos, un campo abonado para la enfermedad. Además, el sistema digestivo se congestiona y el sistema linfático se sobrecarga.

El hecho es que las proteínas animales, al contrario que las de origen vegetal, son difíciles de digerir. El cuerpo humano no puede descomponer adecuadamente la proteína animal en aminoácidos. Un sistema digestivo sano sólo puede metabolizar el 25 por 100 de las proteínas de origen animal que digiere.

Los pedazos de carne sin digerir pueden permanecer en el intestino delgado entre 20 y 48 horas, y allí empiezan literalmente a pudrirse. Entonces se generan los venenos de la carne: cadaverina, putrescina, aminas y otras sustancias tóxicas que además ocasionan enfermedades y contribuyen a la congestión linfática y a la acumulación de flujos y grasas en la parte central del cuerpo, y finalmente en todo el organismo.

Los restos de la carne no digerida pueden acumularse en el intestino grueso durante –sorpréndete– 20 o 30 años. La carne podrida carga los riñones con restos nitrogenados. Los que comen carne moderadamente hacen trabajar a los riñones más que los vegetarianos.

Otro dato que da que pensar: la putrefacción y el crecimiento bacteriano empieza inmediatamente después de la muerte del animal y cuando éste llega a las carnicerías y supermercados la descomposición ya está muy avanzada. Las enzimas destructoras empiezan rápidamente a descomponer las células de la carne muerta, lo cual lleva a la formación de unas sustancias degenerativas llamadas ptomaínas, las cuales generan enfermedades.

La carne forma ácidos, y cuando no se digiere llega a formar más acidez aún, lo que lleva a la pérdida de minerales y de otros nutrientes. En cambio, en el curso de la evolución, el cuerpo humano fue diseñado para ingerir proteínas de origen vegetal. Es un error creer

que los vegetales no aportan proteínas completas, los nueve aminoácidos esenciales que el cuerpo no puede producir.

Cuando se toman verduras y hortalizas variadas se obtienen los
mismos aminoácidos que aporta la carne, además de otros aportes
beneficiosos para la salud, como minerales y fibras, que la carne no
contiene.

Verduras: aumentar el volumen

La fruta y la verdura no sólo son saludables sino que además contribuyen a la pérdida de peso. Las verduras son alimentos de mucho
volumen, es decir, que hacen que uno «se sienta lleno» más rápidamente que comiendo carne y productos lácteos. Por ello en una
dieta vegetariana se come menos (¡no es porque las verduras sean
menos sabrosas que la carne!), y, lo que es más, al no ser alta en
calorías contribuye a que se pierda peso.

Verduras y frutas contienen además una serie de nutrientes que
las carnes no contienen, por lo tanto el cuerpo no sufre carencia de
ellos. Esto explica por qué los vegetarianos, que siguen una dieta
más completa, no sienten ansiedad por la comida.

Las verduras y hortalizas contienen las vitaminas, minerales, enzimas, fibras, antioxidantes y proteínas necesarias para tener una
buena salud y evitar las enfermedades.

Según diversas investigaciones, en la dieta de un norteamericano
medio sólo hay un 8 por 100 de fruta y verdura. El problema es que
el restante 92 por 100 de la dieta consiste en alimentos preparados
nutricionalmente pobres, a pesar de que sean bajos en hidratos de
carbono y grasas. Ese tipo de dieta contribuye a experimentar ansiedad por la comida.

No es necesario volverse vegetariano para perder peso, tan sólo
que la fruta y la verdura sea el eje principal de la dieta, tomando carne de vez en cuando, en pequeñas cantidades y no necesariamente
en cada comida.

Los vegetales son una buena fuente de antioxidantes, los cuales
contrarrestan los dañinos «radicales libres». Existen moléculas ines-
tables que penetran en el organismo por medio de diversas fuentes
tóxicas. Algunas de ellas las produce el propio organismo.

Los radicales libres se alimentan de moléculas sanas para subsistir y si se les deja campo abierto pueden ocasionar daños celulares y enfermedades degenerativas.

La grasa no es la culpable

Nos han hecho creer que la grasa es el enemigo número uno, especialmente para aquéllos con sobrepeso y obesidad. Debemos la manía de los alimentos bajos en grasa de la década de los ochenta y los noventa a este mensaje, que fue deliberadamente orquestado por unos medios de comunicación demasiado diligentes y a una avalancha de dietas para perder peso. Pero es justamente lo contrario, privar a nuestro organismo de grasas puede llevarlo a sufrir carencias nutricionales y enfermedades crónicas. Esto se debe a que las grasas son necesarias para absorber los nutrientes de los alimentos que ingerimos. Muchos nutrientes, como los minerales, el betacaroteno, la vitamina D y la E son solubles en grasas y el cuerpo sólo los puede absorber cuando la dieta cuenta con la grasa suficiente.

Lo importante es elegir las grasas sanas e ingerirlas en cantidades moderadas. Las grasas saludables están entre otros productos en el aceite de oliva virgen, en los frutos secos, los aguacates, las semillas y los cocos.

Fibra: muchos gases

Nos han lavado el cerebro con otro concepto erróneo: los alimentos enriquecidos con grandes cantidades de salvado y cereales completos ayudan a digerir y a eliminar. También nos han dicho que los cereales enriquecidos con salvado hacen que comamos menos.

Si bien hay algo de verdad en ello, lo que es bien cierto es que el salvado puede ser dañino para la salud. Los cereales del desayuno ricos en fibra apagan el agni, lo cual puede hacer que comamos menos en el desayuno pero que estemos hambrientos a la hora de comer.

Sin embargo, por la tarde, el proceso digestivo desciende y no es el mejor momento para hacer una comida copiosa. Una comida mal digerida acabará finalmente en una acumulación de materia fecal en los intestinos y en un aumento de peso a pesar del salvado que uno tome. Y ése es tan sólo uno de los efectos dañinos de la fibra de los cereales enteros. Cuando todo ese salvado llega al intestino grueso, las bacterias lo descomponen, hacen que fermente y causa flatulencia, dolores de cabeza, irritabilidad, fatiga y problemas de sueño.

Por otra parte, la absorción de los alimentos en los intestinos no debe ser lenta ni rápida, pero la fibra acelera el trasporte de los alimentos por vía intestinal, lo cual lleva a una menor absorción de nutrientes.

Tomar alimentos ricos en fibra o alimentos que contengan fibra dura puede hacer disminuir de manera significativa la absorción de hierro, calcio, fósforo, magnesio, azúcares, proteínas, grasas y vitaminas A, D, E y K. Los fitatos que se encuentran en la fibra de los cereales, o salvado, se unen al calcio, al hierro y al zinc y los hace indigeribles, lo que a su vez provoca una absorción insuficiente.

Sí, la fibra es esencial para eliminar la materia fecal de los intestinos, pero si se trata de la fibra proveniente de las plantas, no de salvado. Contribuye a que las heces sean más blandas y fáciles de eliminar. El salvado, por otra parte, produce heces pequeñas que pueden quedar alojadas en los pliegues del colon.

Hay que intentar obtener fibra de la fruta fresca, las ensaladas, los cereales cocinados, las legumbres y las verduras. Las hortalizas y verduras cocinadas están especialmente llenas de fibra, lo que ayuda al proceso digestivo pero no inunda el colon de la manera que lo hace el salvado. Además el alto contenido en agua de las frutas y las verduras hace que el tránsito intestinal sea mucho más sencillo.

La sal: un regalo del mar
Al igual que las grasas, la sal es otro ingrediente muy vilipendiado. Nos han hecho creer que la alta ingesta de sodio causa hipertensión, enfermedades arteriales, problemas renales y retención de líquidos.

Imaginemos cocinar sin sal, prepararnos unos huevos revueltos sin una pizca de sal. Pero es la sal presente en los alimentos preparados, y no la de esos huevos, la que produce enfermedades y hace

179

ganar peso. Las comidas preparadas, además de ser nutricionalmente pobres y causar subidas de azúcar en sangre, contienen grandes cantidades de sal o de otros componentes sódicos. Eso es lo que hace que el nivel de sodio del cuerpo se dispare.

Nuestro organismo necesita sodio para la buena absorción de los principales nutrientes, para que nuestros nervios y músculos funcionen y para el buen equilibrio interno del agua y los minerales. Así pues la sal es inevitable.

La sal de mesa, ese condimento omnipresente del que casi nadie puede prescindir, está altamente refinada, blanqueada y exenta de sus minerales. La sal refinada tiene en realidad más de un 90 por 100 de sodio, mientras que las sales naturales, biológicas y sin refinar, contienen sólo un 50 por 100, el resto son minerales y oligoelementos.

Algunos de los minerales presentes en la sal sin refinar y que son absolutamente esenciales para el buen funcionamiento del organismo son el magnesio (vital para el metabolismo), el calcio, el potasio y el sulfato.

Si comparamos las sustancias químicas y tóxicas que contiene la sal refinada, como por ejemplo el ferrocianuro, la lejía y el cloro, con la sal natural las ventajas de ésta para nuestra salud son evidentes.

El pH: una cuestión de malabarismos

El cuerpo humano realiza numerosas acciones de estabilización, y una de las más delicadas es la de mantener el equilibrio ácido-alcalino. La obesidad es una dolencia caracterizada por altos niveles de toxicidad, lo cual hace que la sangre y los tejidos se acidifiquen. Esto puede dar como resultado niveles altos de estrés, una dieta que se inclina hacia los alimentos preparados, las carnes y los productos lácteos y una ingesta de agua insuficiente. El cuerpo produce también sus propios ácidos, como el ácido clorhídrico para el metabolismo, las bacterias y las enzimas que liberan ácidos en la sangre y los tejidos.

Para que el organismo funcione de manera óptima, necesita ser más alcalino que ácido. Esa proporción queda expresada en el equilibrio de pH (pH significa «poder o potencial de hidrógeno»). La concentración de iones de hidrógeno en la sangre y los tejidos es esencial. Un cuerpo con un pH de 7,4 es un cuerpo sano, pero si el pH cae por debajo de 7,34 el riesgo es que sufra acidosis.

Cuando el nivel de ácido sube, el cuerpo filtra minerales de donde puede –calcio de los huesos y los dientes-, a fin de neutralizar los ácidos. La sangre entonces vierte el ácido en los órganos y en los tejidos, y éstos lo vuelven a la sangre.

Como parte integral de la nueva y saludable dieta para perder peso, debe reducirse la ingesta de alimentos preparados y de carne, beber un mínimo de seis a ocho vasos de agua al día, hacer algo de ejercicio e intentar bajar el nivel de estrés.

¿Automedicarse para ganar peso?

A veces uno piensa que lo está haciendo todo bien pero misteriosamente sigue ganando peso. Ganar peso es un tema complejo y está vinculado a muchos factores, uno de ellos, la medicación que uno pueda estar tomando.

Algunos medicamentos pueden hacer aumentar el peso unos cuantos kilos al mes. Entre los principales culpables se encuentran los esteroides, los antidepresivos, los antipsicóticos, los antiepilépticos, y otros que tratan la hipertensión, la diabetes y el ardor de estómago. Estos fármacos actúan en los diferentes sistemas orgánicos, desde el apetito al nivel de insulina, la acumulación de grasas o la retención de líquidos.

La crisis de la mediana edad

Ganar peso puede ser un efecto secundario vinculado a ciertas dolencias, como el hipotiroidismo, la menopausia, la fibromialgia, el síndrome de ovarios poliquísticos y el síndrome de Cushing.

El hipotiroidismo es una enfermedad asociada a una deficiencia de hormonas tiroideas. La tiroides está directamente asociada al control del apetito y responde a niveles de las hormonas leptina y ghrelina *(véase* el capítulo 11: «La hora de la verdad»).

El déficit de hormonas tiroideas provoca trastornos metabólicos que disminuyen el apetito y fomentan la acumulación de grasas y de líquidos, y consecuentemente fomentan el aumento de peso.

Muchas mujeres comprueban que la menopausia llega acompañada de un aumento de peso alrededor del abdomen. Se trata de un proceso desencadenado por la fluctuación de los niveles de estrógenos antes y durante la menopausia y de un descenso tras ésta.

Es estrógeno se produce principalmente en los ovarios y contribuye al equilibrio hormonal global. La disminución del nivel de estrógenos hace que el organismo busque de manera instintiva fuentes alternativas de estrógeno, como el tejido adiposo de la piel. Puesto que las células grasas contribuyen ahora a realizar un acto de equilibrio crítico, el cuerpo lucha por mantener el tejido adiposo e incluso frustra los esfuerzos por reducir el peso.

Por otra parte, el estrógeno junto al tejido adiposo forma parte de una compleja red biológica que controla el apetito, la digestión y la desintoxicación. Cuando uno de ellos se altera se produce un potencial aumento de peso. Y lo que es peor, si la dieta es rica en alimentos preparados y en bebidas azucaradas, y si la persona está sometida a un estrés crónico, es muy probable que se vuelva resistente a la insulina, lo cual hace de ella una firme candidata a ganar peso.

¿Dormir aleja los kilos?

Por muy sorprendente que parezca, perder el sueño o dormir poco predispone a ganar peso. En el capítulo 11: «La hora de la verdad» hablo de que los desequilibrios en las horas de sueño puede afectar al equilibrio del nivel de leptina, una hormona producida por las células grasas, y de otra hormona, la ghrelina, la cual también está asociada al apetito.

A fin de descansar bien por la noche, lo mejor es ir a dormir antes de las 22 horas, lo cual mantiene el nivel adecuado de melatonina (el desequilibrio de la melatonina inhibe las hormonas tiroideas y ello puede causar hipotiroidismo y un bajo metabolismo, que a su vez lleva a un aumento de peso).

Aparte de unos patrones de sueño irregulares hay una dolencia llamada apnea del sueño que puede también ocasionar un aumento de peso. Más común en una edad mediana, el sobrepeso afecta más a hombres que a mujeres, la apnea del sueño es una enfermedad en la que uno deja de respirar literalmente durante unos segundos. Estas pausas respiratorias pueden durar de 5 a 10 segundos cada episodio. La alteración de los patrones de sueño afecta una vez más a los niveles de leptina y ghrelina, algo que se ha reflejado en numerosos estudios.

Ejercicio: activar la fuerza vital

El ejercicio es más que una actividad física, vigoriza la fuerza vital, mejora el metabolismo, aumenta la inmunidad y aporta «felicidad» a las hormonas. Y sí, también quema grasas.

El exceso de ejercicio aeróbico, los entrenamientos rigurosos y las tablas extenuantes dañan el cuerpo (*véase* el capítulo 12: «Energía, no ejercicio»). Lo mejor es sintonizar con la propia capacidad y tipo corporal y elegir el tipo de ejercicio más cómodo y adecuado.

He aquí algunos consejos de cómo vigorizarse uno mismo.

- Paseos suaves por la mañana o por la tarde.
- El saludo al sol o Surya Namaskara es un antiguo y sencillo conjunto de ejercicios (véanse las ilustraciones en mi libro *Los secretos eternos de la salud* o en Google). Se trata de un conjunto de doce posturas que se repiten en dos ciclos, un ejercicio completo en el que se utilizan prácticamente todos los músculos del cuerpo. Mejora la respiración de todas las células corporales, aumenta el chi o fuerza vital por medio de los meridianos más importantes, bombea los fluidos corporales y contribuye a regular el movimiento intestinal. Debe empezarse con dos ciclos y después, gradualmente, aumentarlos hasta ocho o diez. El cuerpo empezará a contar con el chi, la fuerza vital, para sus

necesidades energéticas en vez de utilizar las fuentes de energía física.

- Al hacer ejercicio, hay que inhalar por la nariz y mantener la boca cerrada a fin de evitar la dañina «respiración adrenalínica». Respirar por la boca rápidamente reduce las reservas energéticas y desencadena la liberación de las hormonas del estrés.
- Debe emplearse sólo el 50 por 100 de la propia capacidad física.
- Hay que tomar aire fresco a diario, al menos una o dos veces al día, como mínimo media hora.
- Es aconsejable practicar yoga, taichí, chi kung, pilates o un ejercicio similar para mantener la energía y la vitalidad.
- Pranayama: Antes de practicar la meditación y antes de comer es recomendable realizar ejercicios de respiración para aumentar el prana o chi.
- Meditar de la manera que uno considere más conveniente. Yo aconsejo la «técnica de la respiración consciente», de la que hablo en mi libro *Es hora de vivir* (Ediciones Obelisco).

Tomar el sol

Completar el ejercicio físico con tomar el sol de manera regular es la manera perfecta de activar la fuerza vital que hay en nuestro interior. Cabe señalar que las mañanas son el mejor momento para realizar ejercicio al aire libre.

Ya sea realizando un paseo matutino, corriendo, entrenamiento PACE o Surya Namaskara *(véase* el capítulo 12: «Energía, no ejercicio»), el ejercicio al aire libre aportará vigor para el resto del día.

Según parece, la regular exposición al sol aporta beneficios interminables; los estudios realizados revelan que los pacientes que toman el sol de manera controlada ven disminuir enormemente la elevada presión arterial (descensos de hasta 40 mm/Hg), disminuyen el colesterol en sangre, el alto índice de azúcar en sangre e incrementa la cantidad de leucocitos, necesarios para hacer frente a la enfermedad.

El espectro ultravioleta de la luz solar activa además una hormona cutánea llamada solitrol, la cual influye en muchos centros reguladores del organismo y, junto a la hormona pineal, la melatonina, provoca cambios de humor y en los ritmos biológicos diarios.

La hemoglobina de los glóbulos rojos o hematíes requieren luz ultravioleta para unirse al oxígeno necesario en todas las funciones celulares. Por consiguiente, la falta de luz solar puede ser junto a otros factores responsables de muchas enfermedades.

La luz del sol potencia también la vitamina D, la cual es en realidad un grupo de vitaminas que juega un papel importante en el crecimiento y desarrollo óseo y en la absorción de minerales por parte de la sangre. La falta de vitamina D puede llevar a un amplio espectro de enfermedades.

Con tan sólo quince minutos del sol de mediodía el cuerpo puede fabricar toda la vitamina D que necesita. Las personas que viven en latitudes nórdicas, donde el sol es débil y los inviernos largos, pueden optar por utilizar «lámparas de vitamina D» (o lámparas de rayos UV).

Si bien ni la luz del sol ni la vitamina D parecen tener una relación directa con la pérdida de peso, son un componente vital para reequilibrar el estilo de vida nuevo y saludable elegido como parte de un tratamiento completo para reducir peso y mejorar nuestra salud.

La obesidad, un estado mental

¿Qué significa cuando digo que la obesidad es un estado mental? La obesidad tiene tanto que ver con la acumulación de grasa como con la percepción que uno tiene de sí mismo y del mundo que le rodea.

Se trata de un vínculo vital, quizás el más importante, que la medicina convencional ha obviado. Mucha gente lleva un estilo de vida tóxico, no sólo las personas obesas, cuerpos diferentes se ajustan y reaccionan a la toxicidad de maneras diferentes. Los individuos obesos suelen acumular toxinas físicas en las células grasas pero también acumulan toxinas emocionales.

Lo que uno piensa, la manera en que se ve a sí mismo y a los demás, y los razonamientos y premisas básicas con las que vive afectan profundamente al peso. En un capítulo anterior (capítulo 4: «El gran árbol») hablo de los patrones de pensamiento negativo, de acarrear con los traumas emocionales, de la respuesta de estrés y de las ideas negativas sobre el sobrepeso.

Para que tenga lugar una curación física, mental o espiritual, hay que tomar una decisión importante, quizás una de las más importantes que se han tomado nunca. Dependiendo del modo en que unos se enfrente a ella, puede ser una de las decisiones más fáciles o una de las más difíciles a la que se ha enfrentado nunca. Se trata de decidir llegar a ser emocionalmente completo o, simplemente, decidir curarse.

Está demostrado que las técnicas de curación físicas, mentales y espirituales ocasionan cambios en el cerebro y también en otros órganos. Ello se debe a que nuestros pensamientos, creencias y emociones se acumulan no sólo en nuestro córtex cerebral, sino también en nuestras células y tejidos por medio de las complejas conexiones neuronales activadas por unos mensajeros químicos llamados neurotrasmisores.

Aunque las técnicas naturales de curación impactan en la memoria celular, hay que recordar que ese viaje se inicia en la mente, con la decisión que uno mismo ha tomado de curarse, para ver claramente la conexión cuerpo-mente en el trabajo y para confiar en la sabiduría innata en sanarse uno mismo.

Si se prefiere empezar poco a poco, hay que empezar por crear el tiempo y el espacio para acceder a la propia fuerza curativa. Simplemente se debe dedicar a diario un cierto tiempo de tranquilidad con uno mismo, puede que en el parque o incluso sentado en la cama, al despertarse por la mañana y antes de dormir y «vaciar» la mente.

Cuando esto se repite durante unos días en muy poco tiempo uno sentirá la diferencia. Desintoxicar la mente de este modo libera del estrés de manera instantánea, a la vez que se inicia un círculo positivo que lleva la curación interna aún más lejos.

Pero cosas diferentes funcionan para gente diferente, de modo que cada uno debe encontrar sus propios mecanismos para acabar con el estrés: por ejemplo dar un paseo antes de cenar, jugar con el perro, contemplar la puesta de sol o simplemente sentarse con los pies en alto y no hacer absolutamente nada.

Una vez que uno empieza a experimentar los beneficios de estos sencillos pasos, alcanzará una actitud de relajación y no la vida estresante a la que tanta gente parece ser adicta. Es posible entonces explorar otros sistemas y reequilibrar y unir la mente y el cuerpo, por ejemplo con una progresiva relajación, respiración profunda, meditación y yoga.

Recordemos: el sobrepeso es un estado mental.

11

La hora de la verdad

Descansar y reparar

El sueño, como cualquier otra cosa en el cuerpo humano, sigue el reloj biológico de la naturaleza. El patrón del sueño sigue los llamados ritmos circadianos, que controlan todas las variables del cuerpo: los órganos, los tejidos, las hormonas, y las funciones como la digestión, la eliminación y la renovación.

El sueño es el estado de reposo del cuerpo, necesario para que nuestros tejidos y órganos puedan repararse y volver a cargarse de energía. Siguiendo el reloj biológico, el cuerpo empieza a desconectarse y relajarse a última hora de la tarde, momento en que el proceso de purificación y renovación asumen el relevo.

¿Qué sucede exactamente durante las horas nocturnas? Pues, por ejemplo, las hormonas del crecimiento, responsables del crecimiento celular, de la reparación y el rejuvenecimiento, se secretan entre las 22 y las 24 horas. Entre la medianoche y las 2 de la madrugada, el hígado recibe la mayor parte de la energía corporal para realizar nada menos que quinientas funciones diferentes.

No somos conscientes de esos procesos y por lo tanto con frecuencia olvidamos lo importante que es sincronizar los patrones del sueño con los ritmos naturales de nuestro cuerpo.

Las dos fases de actividad del cuerpo, el sueño y la vigilia, están reguladas por dos hormonas: la serotonina y la melanina, ambas secretadas con los ritmos circadianos. Dado que el ritmo circadiano sigue el movimiento del sol, es muy importante dormir a la hora apropiada y despertarse a la salida del sol (aproximadamente a las 6 de la mañana).

Aunque parezca en un principio algo rocambolesco, el sobrepeso y la obesidad no dependen tan sólo de lo que comemos sino en gran parte de lo mucho que dormimos y de la hora en que lo hacemos.

Se han realizado abundantes investigaciones en este campo, en ellas se han vinculado sistemáticamente la privación crónica del sueño –ir a dormir muy tarde, estar despierto hasta muy tarde, dormir mal, y tener malos hábitos de sueño– con mayor peso y obesidad en adultos y en niños. Los investigadores han determinado que cuanto más joven es el individuo, mayor es esa conexión.

Los estudios indican también que la falta de sueño está ligada a la intolerancia a la glucosa y la resistencia a la insulina del tipo reflejado en la diabetes tipo 2.

Durante las últimas tres o cuatro décadas ha ido aumentando cada vez más el número de norteamericanos que duermen menos horas al día. Esto ha llegado a ser una característica de la sociedad moderna, en la que tanto niños como adultos duermen ahora bastante menos que hace, pongamos, unos treinta años.

Esta tendencia coincide con el período en el que se ha dado un notable aumento en el predominio de la obesidad en EE. UU. Los estudios realizados confirman que durante ese mismo período aumentó la obesidad infantil y juvenil, de 2 a 5, 6 a 11 y 12 a 19 años, desde principios de los años setenta. En las tres últimas décadas, atendiendo a cada una de esas franjas de edad se ha triplicado el predominio de la obesidad.

¿Se trata de una pura coincidencia o existe una estrecha relación entre la falta de sueño y el exceso de peso? Las investigaciones realizadas, tanto en estudios a largo plazo como en laboratorios, indican que la pérdida de sueño parcial y crónica, es decir, dormir menos, aumenta el riesgo de sufrir sobrepeso y obesidad.

Esto se debe posiblemente a numerosos factores, como alteraciones de orden metabólico y endocrino, menor tolerancia a la glucosa, menor sensibilidad a la insulina, mayor concentración de cortisol por la tarde, aumento del nivel de ghrelina, descenso del nivel de leptina y un mayor apetito y ansias de comer.

En suma, el sueño desempeña un papel muy importante en la regulación de las funciones neuroendocrinas del organismo y en el metabolismo de la glucosa en niños y adultos. Ello significa que el sueño está intrínsecamente unido a las funciones hormonales del cuerpo, así como a su metabolismo u homeostasis.

La privación parcial del sueño durante un tiempo prolongado, como observamos en los estilos de vida modernos, puede ocasionar unos cambios bioquímicos duraderos que alteran el delicado equilibrio de las hormonas que regulan el apetito y el metabolismo. Se considera que esos cambios llevan finalmente a un mayor apetito, a comer más de lo necesario, al sobrepeso y a la obesidad.

Los factores clave aquí están en dos hormonas: la leptina y la ghrelina. Podría decirse que mientras la leptina inhibe el apetito, la ghrelina lo estimula.

Leptina: el hambre de medianoche

La leptina es una hormona proteica producida por el tejido adiposo o, dicho de otro modo, por las células grasas. El tejido adiposo o grasa corporal, además de acumular energía y proteger y aislar el cuerpo, es un órgano endocrino que sintetiza muchas hormonas proteicas.

Un dato interesante es que la percepción del tejido adiposo como órgano endocrino se atribuye de hecho al descubrimiento de la leptina en 1994.

La leptina permite que el cuerpo sepa cuándo hemos comido suficiente. Un alto nivel de leptina indica saciedad y mueve al individuo a que deje de comer, y un nivel bajo le aporta la sensación de hambre y le lleva a ingerir más alimentos.

Esta hormona regula también el equilibrio energético del cuerpo. Cuando el cuerpo se ve privado de alimento y por consiguiente de la suficiente energía, el nivel de la leptina desciende de manera significativa. Ello manda al cerebro la sensación de hambre para que éste renueve sus energías por medio de una ingesta inmediata de alimentos.

De manera alternativa, cuando el nivel de energía es óptimo, la leptina sube. Entonces, esta hormona indica al cerebro que el cuerpo está saciado e inhibe el apetito. El resultado es que probablemente el individuo dirá no a una segunda ración de comida.

En los estudios de laboratorio se ha observado que la leptina es más sensible al hambre que a la sobrealimentación, así por ejemplo el nivel de leptina desciende considerablemente durante el hambre, pero no asciende del mismo modo como consecuencia de comer en exceso.

También indican los estudios que la leptina es enormemente sensible a la cantidad de horas que uno duerma. En uno de esos estudios se descubrió que el nivel de leptina era un 19 por 100 menor en los sujetos a los que se les permitía dormir cuatro horas, en comparación con los que dormían doce horas.

Esto parece explicar por qué algunas personas que se van a la cama tarde y les cuesta dormir pueden descansar mejor si toman algo a medianoche.

Si bien las reglas de funcionamiento del cuerpo humano se aplican igual a todo el mundo, las diferencias individuales y las diferencias bioquímicas han dado resultados únicos en las investigaciones realizadas. Algunos estudios han determinado que el cerebro puede volverse resistente a la leptina, lo cual aporta otra dimensión al vínculo sueño-obesidad. Algunas personas obesas tienen un alto nivel de leptina en sangre, pero son resistentes a sus efectos y ello los lleva a comer en demasía.

Ghrelina: el apetito creciente

La leptina es sólo la mitad de la historia sueño-obesidad, pues la otra mitad está determinada por otra hormona llamada ghrelina que también desempeña un papel importante en el hambre, el apetito y la regulación de la energía. Descubierta en 1999, cinco años después de la leptina, la ghrelina es además muy importante para el aprendizaje y la memoria.

Esta hormona se produce principalmente en el estómago y en el páncreas, y también en el hipotálamo. El alto nivel de ghrelina estimula el hambre.

Cuando las reservas energéticas del cuerpo humano se agotan, la ghrelina hace que el organismo almacene grasas para conservar la energía. Por otra parte, aminora la descomposición de la grasa acumulada para que la energía no se agote más.

Según parece, la ghrelina actúa por separado de la leptina. La falta de sueño está asociada al aumento del nivel de la ghrelina y del apetito. Las investigaciones realizadas demuestran que las personas que duermen poco sienten especialmente un agudo apetito por los alimentos ricos en hidratos de carbono. Esto quizás explique por qué a medianoche crece el apetito por los alimentos procesados.

La falta de sueño está también vinculada a un descenso de cerca de un 40 por 100 en la tolerancia a la glucosa. Esta reducción en la tolerancia a la glucosa está asociada a una menor sensibilidad a la insulina.

La combinación de esas dos deficiencias metabólicas indica un mayor riesgo de diabetes tipo 2. La reducción de la sensibilidad a la insulina está también asociada a un mayor riesgo de obesidad, a menudo una dolencia que acompaña a la diabetes.

A pesar de las numerosas investigaciones acerca de la ghrelina, los investigadores aún no están seguros de la relación exacta entre los niveles de esta hormona y la obesidad.

Las hormonas actúan en vías complejas y sugerir cualquier causa-efecto entre la leptina o la ghrelina y la obesidad puede ser algo prematuro. Pero lo que sí es cierto es que existe un vínculo entre estas hormonas y el aumento de peso.

Pagar la deuda de sueño

Según algunas estimaciones, el americano medio duerme cada noche unas seis horas. Puede que esto sea suficiente para algunos, pero no para la mayoría de la gente, especialmente para aquéllos preocupados por su peso.

Según un estudio de la Universidad de Columbia, presentado en el encuentro anual de la Asociación Norteamericana para el Estudio de la Obesidad, las personas necesitamos mucho más de seis horas de sueño cada noche para estar sanos y en forma.

Los investigadores emplearon casi diez años en recoger los datos de cerca de las 18.000 personas que formaron parte del NHANES, un sondeo para evaluar la salud y la nutrición a nivel nacional. El estudio recogió información acerca de la dieta general y los hábitos de salud. Tras considerar otros factores conocidos por contribuir a la obesidad, el equipo de investigadores de Columbia informó de lo siguiente:

- Dormir menos de 4 horas aumenta un 73 por 100 el riesgo de obesidad, en comparación con dormir de seis a nueve horas.
- Un promedio de 5 horas de sueño aumenta el riesgo de obesidad en un 50 por 100.
- Un promedio de 6 horas de sueño aumenta la obesidad en un 23 por 100.

Los investigadores, junto al Departamento de Estudios Médicos y de la Salud de la Universidad de Chicago, presentaron en el 2008 un documento con los siguientes descubrimientos. En el documento se presenta un sondeo llevado a cabo en 1960 por la Sociedad Norteamericana contra el Cáncer que muestra que el promedio de horas de sueño en la población era de 8 a 8,9 horas.

Treinta y cinco años después, un estudio de 1995 realizado por la Fundación Nacional del Sueño informaba de que el promedio de horas de sueño había descendido a 7 horas diarias. Hoy día, más de un 30 por 100 de hombres y mujeres de edades comprendidas entre los 30 y los 64 años duermen menos de 6 horas diarias.

En los niños se detectaron las mismas reducciones de horas de sueño. En noviembre del 2007, el Instituto Nacional de Salud infantil y el Estudio de Desarrollo de Asistencia de la Primera Infancia y Desarrollo Juvenil de EE. UU. revelaron, a raíz de un estudio, que los chicos de instituto de 11 y 12 años con sobrepeso dormían menos horas que los de esa misma edad sin sobrepeso. El estudio mostró también que cada hora de sueño adicional en niños de 8 a 9 años significaba un 40 por 100 menos de posibilidades de tener sobrepeso al llegar a los 11 o 12 años.

Las investigaciones efectuadas en el vínculo entre patrones de sueño y obesidad revelan asimismo que los niños necesitan dormir un mínimo de 9 horas, mientras que los adolescentes necesitan de 10 a 12 horas de sueño para permanecer esbeltos y sanos.

Sintonizarse con el reloj corporal

A fin de comprender por qué esto es tan extraordinariamente importante, volvamos a los ritmos biológicos que mencionamos al empezar este capítulo. ¿Por qué es tan importante ir a dormir a una hora determinada? ¿Y por qué es importante mantener un ciclo? ¿Qué sucede cuando el cuerpo no está sincronizado con esos ritmos?

Imaginemos que cada proceso fisiológico está controlado por un temporizador biológico. Imaginemos que cada temporizador está conectado a un reloj de precisión que coordina todas las actividades corporales siguiendo un plan maestro. Este plan consiste nada menos que en el constante esfuerzo del organismo por mantener un total y perfecto equilibrio.

El reloj de precisión del cuerpo está controlado por un ciclo constituido por los llamados ritmos circadianos, unos ritmos que hacen que nos sintamos más activos por la mañana y que nos relajemos por la tarde-noche.

Hemos hablado también de dos importantes hormonas: la melatonina y la serotonina, las cuales están intrínsecamente vinculadas a nuestros ritmos de sueño y vigilia. La secreción de melatonina atiende a un ritmo regular de 24 horas. La producción de esta hormona alcanza su nivel más alto entre la 1 y las 3 de la madrugada y desciende a su nivel más bajo al mediodía.

Habida cuenta que la glándula pineal, la encargada de secretar esta hormona, la libera directamente a la sangre, todas y cada una de las células corporales disponen de ella de manera instantánea y ésta les dice «qué hora es».

El cerebro sintetiza otra importante hormona llamada serotonina. Esta hormona ejerce una poderosa influencia en los ritmos del día y la noche, en el comportamiento sexual, en la memoria, la impulsividad, el miedo e incluso en las tendencias suicidas.

A diferencia de la melatonina, la serotonina aumenta con la luz del día, y alcanza su mayor nivel al mediodía, con el ejercicio físico y con la ingesta de azúcar.

Una vez comprendido por qué es tan importante seguir unos patrones regulares, veamos el estilo de la vida moderna.

En las sociedades urbanas del mundo desarrollado el ritmo de vida ha cambiado enormemente en las tres últimas décadas. Esta vida marcada por las prisas ha aportado cambios sorprendentes en la vida nocturna, la televisión por cable, los turnos de noche, los viajes a otros husos horarios, los microchips, y todo ello nos tiene siempre en marcha.

Con el cambio de una vida más sencilla y predecible a una vida de 24 x 7, un estilo de vida de siete días a la semana, hemos llegado a hacer caso omiso a la salud. El sueño es una de las primeras cosas que han cambiado.

Si a ello le añadimos la invención de la comida rápida y la agresiva publicidad que de ella hacen los monopolios de la industria de la alimentación, que literalmente nos ceban con proteínas vacías, tenemos la receta de la obesidad.

Entre los años 2004 y 2006 el Centro Nacional de Estadística Sanitaria fue puerta por puerta entrevistando a más de 87.000 personas adultas. El resultado fue que había una conexión definitiva entre falta de horas de sueño y obesidad.

Una tercera parte de las personas que dormían menos de 6 horas eran obesas, mientras que sólo un 22 por 100 de las que dormían de 7 a 8 horas eran obesas.

Si estás intentando perder peso, dormir las horas suficientes debe ser una de tus prioridades. Dormir suficiente te asegurará el equilibrio entre ghrelina y leptina para mantener de manera natural tu peso óptimo.

Otra cosa importante a tener en cuenta es ir a dormir a la hora adecuada. Ir a dormir excesivamente tarde o no dormir en absoluto e intentar arreglarlo durmiendo mucho lo único que produce es confusión en el cuerpo y un desequilibrio entre la leptina y la ghrelina.

Regla de oro: enciende el reloj biológico y apaga las luces hacia las 10 de la noche. Después, intenta dormir cada noche un mínimo de 8 horas. Si te entregas al ritmo de la naturaleza, tu cuerpo responderá gustosamente perdiendo peso y con un buen número de mejoras en la salud.

12

Energía, no ejercicio

¿Por qué ejercicio?

Cuando uno tiene sobrepeso, lo más probable es que las palabras «dieta» y «ejercicio» sean las que más oiga o diga. También lo son para los dietistas, nutricionistas y «expertos» en la pérdida de peso que creen en fórmulas simples para ayudar a las personas a perder peso.

El problema de este enfoque es su punto de vista sintomático del cuerpo humano, según el cual «disminuir las calorías y quemar grasas» es una manera segura de perder peso.

A ello le sigue invariablemente un despliegue de complejas tablas de alimentos, un régimen ejercicios extenuantes (a veces un conjunto de ellos específico para cada parte del cuerpo) y una balanza para medir el éxito o el fracaso del plan para perder peso.

Los enfoques como éste utilizan dos principios que, según mi parecer, son erróneos. Según ellos el síntoma (la obesidad) es la enfermedad, y el cuerpo la suma de las partes que lo forman. Esos expertos utilizan una jerga de complicados términos para hablar de procesos biológicos sencillos. A veces, uno suele pensar que se trata de un procedimiento deliberado para mantener al público en la ignorancia.

La ignorancia alimenta la inseguridad y el miedo, y deja a la gente sin otra opción que recurrir a esos «expertos» médicos para una «cura» efectiva, en este caso, «expertos» en perder peso.

¿Y si yo te dijera, lector, que perder peso puede ser un proceso indoloro y que no implica una rutina de ejercicio extenuante? Pero antes de llegar ahí, vamos a echar un vistazo a uno de los fundamentos de la pérdida de peso y de la buena salud.

Dejemos de ver nuestro cuerpo como una máquina que ingiere comida y después la quema a modo de combustible o bien la almacena como grasa no deseada. Dejemos por un momento de lado la dieta y el ejercicio y pensemos en el cuerpo como un ente humano dinámico lleno de energía y en constante movimiento.

Para funcionar de manera óptima, y para mantener el peso ideal, cada proceso orgánico debe efectuarse del modo en que la naturaleza ha previsto. Para que ello suceda, la energía debe fluir de cierta manera. Necesita sobre todo estar en equilibrio y armonía con el propio entorno y con el universo. Pero ¿cómo hacer esto posible? ¿Cómo conseguir que un cuerpo que ha perdido el norte vuelva a estar equilibrado?

La naturaleza no ha ideado para nosotros la vida sedentaria que muchos llevan gracias a unos avances tecnológicos que han sustituido las actividades naturales cotidianas. Ni tampoco que pasemos corriendo de una actividad a otra, que se viaje del modo en que muchos de nosotros lo hacemos, que exista tal ansia por el entretenimiento ni por las multitareas o el bombardear los cinco sentidos con estimulaciones electrónicas diversas.

El cuerpo humano requiere una cantidad diaria de actividad física para mantener su energía en marcha. Esa energía dinamiza todos los procesos fisiológicos y bioquímicos que nos mantienen vivos y en un estado de buena salud y bienestar. Así, por ejemplo, estimula nuestra capacidad de digerir los alimentos, metabolizarlos y eliminar las impurezas físicas y emocionales. Mantiene nuestro organismo firme y ágil e incrementa nuestra aptitud natural de enfrentarnos al estrés.

También esa energía natural mantiene el sistema linfático, que representa gran parte de nuestro sistema inmunitario, en funcionamiento y en una óptima rentabilidad. Al contrario que la sangre, la cual hace que el corazón se mantenga en marcha, la linfa depende de la actividad física para mantenerse en buena armonía.

En realidad, el sistema linfático se basa en gran parte en el mecanismo de la respiración, el cual con la ayuda del diafragma fuerza a que la linfa se mueva a través de los conductos y vasos linfáticos. Consecuentemente, además de forjar la capacidad pulmonar y purificar la sangre, los ejercicios respiratorios suaves mejoran nuestro sistema inmunitario y nos ayudan a liberarnos del estrés. Por el contrario, la respiración superficial, resultante de un tipo de vida sedentario, afecta al buen drenaje linfático.

Una vuelta a paso ligero, una carrera suave, por ejemplo, al igual que seguir técnicas de meditación o ejercicios que impliquen la mente y el cuerpo como hace el yoga, todo ello mejora la respiración.

He aquí un interesante descubrimiento: según un trabajo de investigación publicado en agosto del 2009, practicar yoga reduce notablemente el riesgo de convertirse en una persona obesa. El estudio, dirigido por el Centro de Investigación del Cáncer Fred Hutchinson y publicado en el *Journal of the American Dietetic Association,* concluía en que ello tiene más que ver con lo que los investigadores llaman «comer de manera consciente» que con el aspecto físico del yoga.

El yoga en general sensibiliza la mente frente a los procesos corporales y por consiguiente crea la necesidad de seguir una vida saludable. Por otra parte, facilita la importantísima conexión mente-cuerpo que tan lamentablemente falta en la mayoría de los individuos del mundo moderno occidental.

Según los investigadores, las personas que «comen conscientemente» perciben plenamente su apetito, tanto la sensación de hambre como la de saciedad. De este modo, comen cuando tienen hambre y dejan de hacerlo cuando se sienten llenos. Esto sucede cuando uno es consciente de los signos que el cuerpo envía en respuesta a la falta de comida o al exceso de ella.

Se da también un cambio aún más sutil en los practicantes de yoga: la necesidad de vivir de manera saludable se traduce también en comer saludablemente. Lo que significa que, de manera natural, uno se siente reacio a tomar alimentos y bebidas procesadas que llenan el cuerpo de venenos químicos.

Esto es algo que corroboran los investigadores del Centro de Investigación del Cáncer Fred Hutchinson, quienes descubrieron que «comer de manera consciente» significaba para los sujetos del estudio ser conscientes de por qué comían y de que los alimentos que tomaban eran buenos para su salud. Curiosamente, los científicos no encontraron ninguna asociación entre otros tipos de actividad física, como andar o correr, y comer de manera consciente. Por consiguiente su conclusión fue que incluir el yoga en cualquier tratamiento para perder peso favorecía este objetivo.

El ejercicio físico, como caminar, correr o nadar, realizado con moderación es un gran estimulante inmunitario. Mejora la integración neuromuscular en todos los grupos de edad. A medida que el oxígeno recorre todas nuestras células, experimentamos una sensación de bienestar. Esto a su vez estimula la autoconfianza y la autoestima.

No exigirse demasiado

Las tandas de ejercicios extenuantes, con pesas, por ejemplo, desencadenan una respuesta de estrés, lo que a su vez lleva a ganar peso. Esto se debe a que los ejercicios enérgicos provocan la secreción de una cantidad anormal de hormonas del estrés, como la adrenalina y el cortisol.

El cuerpo libera cortisol cuando tiene una necesidad urgente de energía para enfrentarse a una amenaza o a un peligro. Cuando esto sucede, el cuerpo reúne de inmediato la energía de sus reservas a fin de suministrar el combustible necesario.

Los antropólogos que estudian la evolución del ser humano llaman a esto «respuesta de lucha o huida», ambas son reacciones instintivas frente a una amenaza predadora que impele al individuo a huir o bien a enfrentarse a ella.

¿Cómo hace el cuerpo para reunir de improviso el combustible que necesita? Pues secreta cortisol, hormona que recurre a dos fuentes de energía: metaboliza rápidamente proteínas de los músculos y las convierte en glucógeno o azúcar en sangre; y reúne la grasa acumulada y la quema para aportar el combustible que el cuerpo necesita.

El cuerpo percibe una tanda de ejercicios extenuantes como una amenaza, pues esos ejercicios exigen energía inmediata. Así es exactamente como interpreta el cerebro unos ejercicios demasiado vigorosos. Esto es contraproducente por tres razones: una razón es que el alto nivel de glucosa en sangre desencadena resistencia a la insulina y esto a su vez lleva a ganar peso. La segunda razón es porque el cortisol se reduce o desaparece de los músculos. Dado que la respuesta de estrés necesita reservas energéticas, éstas abandonan el cuerpo y lo dejan incapaz de reparar sus tejidos y músculos. Una vez que la carga de adrenalina aparece, los efectos colaterales empiezan a aparecer.

¿Pero no es cierto que los tratamientos drásticos para reducir peso producen resultados extraordinarios? ¿Y toda esa gente que sale en los programas de televisión diciendo que han perdido, por ejemplo, 10 kilos en 30 días o 45 kilos en 9 meses? Sí, pero lo que no se dice públicamente es que cerca de la mitad de las personas con sobrepeso que se someten a esos «abusos» físicos vuelven a recuperar su peso en 12 meses. A quienes no le sucede tienen que mantener esos tremendos y penosos ejercicios para no correr el riesgo de volver atrás.

Los tratamientos convencionales para perder peso ejercen una presión enorme en el cuerpo humano y hacen que mucha gente abandone a medio camino. Si dejan la rutina en lo más mínimo, ganan el peso que perdieron pasando hambre y sudando. Esto puede ser demoledor y muchos lo dejan todo. El mensaje que le dan a su cuerpo es éste: «Me es imposible perder peso, siempre voy a tener kilos de más».

Todo esto nos lleva a la tercera devastadora consecuencia de las tandas de ejercicios extenuantes, como son las largas sesiones de ejercicios aeróbicos o de resistencia. ¿Por qué hay tantas personas con sobrepeso que vuelven a recuperar los kilos que perdieron cuando dejan de hacer ese tipo de ejercicio?

Existe un error fundamental en el hecho de hacer ejercicio hasta el agotamiento: ¡se queman grasas, que son el combustible erróneo! Por extraño que parezca, así funciona a nivel fisiológico. En el ejercicio prolongado, el que dura más de veinte minutos, se libera cortisol, el cual a su vez quema grasas como combustible durante las sesiones.

Puesto que las reservas de grasa se reducen, el cuerpo sintetiza y almacena más grasas a fin de volver a llenar las reservas menguadas de cara a una nueva tanda de ejercicios. A cada nueva tanda, el ciclo de quemar grasas-almacenar grasas se estabiliza hasta que el organismo aprende que tiene que producir y almacenar más grasas cada vez que las quema. Por consiguiente, los prolongados y extenuantes ejercicios hacen que el organismo acumule grasas. Esto no parece ser ningún problema siempre que uno siga haciendo ejercicio y quemando las grasas que produce. Cuando disminuye un poco el ritmo, vuelve a ganar peso.

Medir los pasos

Una alternativa sana es el entrenamiento por intervalos. Se trata del llamado «Circuito de ejercicios funcionales para trabajar por intervalos» o PACE, por sus siglas en inglés, en el que los ejercicios son intensos en un corto período de tiempo y van seguidos de otro cortísimo período de descanso y recuperación.

Se elije el ejercicio que más le agrade a cada uno, como correr, hacer un circuito de saltos o bicicleta. Se inicia una ráfaga intensa de ejercicios que no dure más de treinta segundos, después uno se detiene y descansa durante dos minutos. Se repite el ciclo cuatro veces, y... ¡en sólo ocho minutos uno ha hecho el ejercicio de todo el día!

Si se repite esto de tres a cuatro veces por semana no sólo se pierde peso sino que uno se revitaliza, rejuvenece y llena de vigor, mejora la capacidad pulmonar y desarrolla unos músculos magros y fuertes, además de otros muchos beneficios para la salud.

¿Cómo trabaja el entrenamiento PACE a nivel fisiológico? ¿Por qué no ocasiona los mismos devastadores efectos que el ejercicio aeróbico?

Al ejercitarse en ráfagas cortas, el cuerpo quema hidratos de carbono en forma de glucógeno almacenado en los músculos y en el hígado. Durante la sesión no se queman grasas. Después de cada sesión se empieza a quemar grasas para reponer el glucógeno diezmado de los músculos y del hígado que se utilizó durante la sesión de entrenamiento.

El cuerpo sigue después metabolizando y quemando la grasa durante las veinticuatro horas que siguen a la sesión de entrenamiento a intervalos. El organismo aprende de este modo que no tiene que acumular grasas sólo para quemarlas de nuevo durante una rigurosa sesión de ejercicios, sino que tienen que disminuir la quema de grasas para reponer las reservas del glucógeno gastado. A este proceso se le llama poscombustión, un proceso mágico y automático que se pone en marcha con sólo hacer el ejercicio adecuado.

Y en el caso de que esto no te sobrecoja, lector, haz números y te darás cuenta de que sólo tienes que hacer ejercicio menos de diez minutos al día. ¿Qué es eso para la gente que siempre tiene prisa?

La publicación médica *Lancet* afirma que el ejercicio aeróbico puede provocar graves obstrucciones arteriales y enfermedades cardíacas en personas que nunca antes habían tenido problemas de corazón. Según el *The American Journal of Cardiology,* el *jogging* ha provocado que algunas personas murieran de ataques de corazón mientras practicaban ese ejercicio, y sus autopsias han demostrado que sufrían trastornos arteriales graves. Cualquier ejercicio regular y extenuante causa tanto daño al corazón como el estrés.

El corazón sufre literalmente un constante ataque a través de sesiones de ejercicio excesivas. Es sabido que los corredores de maratón pierden masa muscular tanto en el corazón como en el resto del cuerpo. Muchos de ellos han caído muertos justo después de llegar a la línea de meta.

En la Maratón de Boston del año 2009 murieron tres personas de 26, 36 y 65 años. Y eso no es todo, en el 2008, una mujer joven murió a 4,8 kilómetros de la meta en la Maratón White Rock de Dallas.

En el año 2007, tuvieron lugar dos muertes en dos maratones de alta competición, uno en Chicago y el otro en los Juegos Olímpicos de Nueva York. Ese mismo año, en el Reino Unido, otro corredor murió fulminado en la Maratón de Londres. En el 2006, en EE. UU. al menos seis participantes murieron en diversos maratones.

Los patrocinadores de esos eventos deportivos e incluso algunos médicos dijeron que esas muertes eran «datos estadísticos». Sin embargo los investigadores no piensan lo mismo. Los estudios realizados durante la última década por los hospitales de Boston con corredores de maratón revelan que correr maratones aumenta el riesgo de fallo cardíaco.

Esos estudios mostraron que en los corredores de maratón, hombres y mujeres, se aumentaba realmente el riesgo de parada cardíaca, muerte súbita, endurecimiento de las arterias, dolores lumbares, trastornos de estrés repetitivos, sangre en la orina y lesiones permanentes en los huesos.

El doctor Arthur Siegel, director del Departamento de Medicina Interna del Hospital McLean de Massachusetts, y el profesor adjunto de medicina de la Universidad de Harvard han estudiado exhaustivamente los efectos de la Maratón de Boston. El doctor Siegel descubrió que los participantes mostraban un deterioro cardíaco similar a los síntomas que aparecen durante un ataque de corazón a las veinticuatro horas de acabar la carrera. Esto sucede porque, durante un tiempo, el cuerpo se adapta a las condiciones de la maratón. Por consiguiente se reduce la capacidad del corazón y de los pulmones de conservar la energía, de ese modo pueden hacer unos kilómetros de más. Dicho de otro modo, el organismo empieza a economizar, por lo tanto el entrenamiento para una maratón lo que hace es entrena al corazón para que se debilite.

El entrenamiento con pesas es también contraproducente, ya que lleva al anormal desarrollo e hinchazón de las fibras musculares y esto hace que finalmente los músculos se vuelvan disfuncionales y propensos a las lesiones. Unos músculos más desarrollados de lo normal utilizan constantemente una valiosísima energía extra (reservas de azúcares complejos), una energía que el cuerpo necesita para sus actividades más importantes.

Este tipo de entrenamiento añade además un exceso de tejido muscular a diferentes partes del cuerpo que no están pensadas para tenerlo, y ello dificulta los patrones naturales de movimiento. Levantar pesos pesados puede por otra parte elevar la presión arterial e incrementar el riesgo de sufrir apoplejías y aneurismas.

El cuerpo humano, por naturaleza, no está hecho para soportar la fuerza gravitacional adicional que se le impone levantando pesos pesados. El estrés que tienen que soportar las articulaciones, los músculos y los tendones provoca con frecuencia el envejecimiento del cuerpo.

Echemos un vistazo a lo que sucede cuando el cuerpo se ve impelido a ir más allá de sus propios límites. Los corredores de maratón experimentan este fenómeno ¿Por qué es esto adictivo y por qué no se recomienda?

Las maratones y las carreras de campo a través hacen que los atletas sientan una cierta «excitación». Cuando llevamos el cuerpo más allá de su límite de resistencia, la glándula pituitaria empieza a secretar un neurotrasmisor llamado endorfina. Las endorfinas suprimen el dolor y permiten que el cuerpo llegue aún más lejos, se trata de una respuesta de tipo evolutivo, de cuando el hombre tenía que cazar y buscar comida en territorios inhóspitos.

Esto es precisamente lo que les sucede a los jugadores de deportes agresivos y competitivos como la lucha libre, el levantamiento de pesos, el rugby y el hockey sobre hielo. Los jugadores siguen jugando a pesar de sangrar, de estar heridos.

El ejercicio físico más efectivo es el que refleja los patrones evolutivos: la caza y la supervivencia implicaban arranques de energía cortos e intensos.

Consejos para hacer ejercicio

Que el entrenamiento por intervalos, el llamado PACE, sea la mejor manera de hacer ejercicio no significa que uno no deba caminar, correr o nadar para aportar energía al cuerpo, si uno quiere. Aquí expongo unos cuantos consejos útiles para sacar el mayor provecho al ejercicio físico cotidiano.

Ejercitarse sólo a la mitad de la propia capacidad. Con cansarse sólo logra uno frustrarse. Se supone que el ejercicio físico debe hacer que uno se sienta reconfortado, revitalizado y enérgico. A medida que se avanza, la capacidad aumenta de manera natural.

¿Cómo saber cuándo debe uno parar? Muy fácil: cuando se empieza a respirar más por la boca que por la nariz es señal de que el cuerpo empieza a estresarse y a perder reservas. De ningún modo es eso lo que se pretende. A eso se le llama respiración adrenalínica, y cuando sucede hay que volver a caminar y a respirar con normalidad. La regla de oro es hacer ejercicio una vez al día hasta que uno suda.

Para abordar las demandas del día a día necesitamos músculos fuertes. La mejor manera de aumentar el tono muscular y la fortaleza es realizar una actividad muscular hasta el punto de la respiración de jadeo y seguir con un corto período de actividad lenta o de recuperación. Lo ideal es alternar uno o dos minutos de actividad y descanso.

Hacer este tipo de ejercicio de 10 a 12 minutos al día es mucho más beneficioso que pasar horas haciendo un ejercicio extenuante. Sus efectos son: aumento de tono muscular, de capacidad pulmonar y salud cardíaca.

En las fases de respiración de jadeo, el cuerpo usa las reservas de azúcares complejos de los músculos. Para quienes desean perder peso, este método hace que se pierda peso después del ejercicio, ya que el cuerpo intenta reponer las reservas perdidas de azúcar descomponiendo los depósitos de grasa mientras descansa.

La pérdida de peso conseguida mediante extenuantes entrenamientos suelen ser inversos, en cambio, pues el cuerpo intenta reponer rápidamente los depósitos de grasa perdidos para prepararse para la siguiente fase de consumo de energía. El organismo percibe el intenso ejercicio como una amenaza.

Otra regla de oro es la de hacer ejercicio durante las horas de luz, de este modo se mantienen los ritmos naturales del cuerpo y cuando el organismo va de la mano con el flujo de energía los resultados son óptimos. Las mejores horas para el ejercicio son de 6 a 10 de la mañana, y por la tarde, de 17 a 18 horas. «Matarse a hacer gimnasia», como mucha gente dice, después de trabajar no es una buena idea. Ello se debe a que el cuerpo empieza a quedarse sin cuerda cuando se pone el sol.

Y nunca se debe hacer ejercicio antes o después de comer, ya que ello afecta al agni y lleva a la indigestión. En cambio, dar un paseo de 15 minutos después de las comidas ayuda a la digestión.

Un último consejo: hay que beber siempre agua antes y después de hacer ejercicio para evitar que la sangre se vuelva espesa y las células empiecen a deshidratarse.

Sequedad corporal

Por muy extraño que parezca, la deshidratación con frecuencia va unida al sobrepeso. Una de las razones por la que tantos norteamericanos están deshidratados es porque bebidas como té, café, colas y otros refrescos son sus principales opciones para quitarse la sed.

Todas estas bebidas son potentes diuréticos o agentes que estimulan la micción. La cafeína del té y del café, por ejemplo, es una toxina nerviosa que el cuerpo recoge para eliminar tan pronto como nota su presencia en la sangre.

La mejor y más efectiva manera de eliminar una toxina de la sangre es mezclándola con agua y excretarla con la orina. No hay que desestimar la importancia de beber una cantidad suficiente de agua, de seis a ocho vasos de agua. El cuerpo humano es un 75 por 100 de agua, porcentaje que refleja el agua que contiene nuestro planeta.

Cada una de las 60-100 trillones de células del cuerpo depende de este fluido purificador y dador de vida para que el organismo pueda desempeñar sus miles de funciones de manera efectiva.

A fin de autoprotegerse de la pérdida de agua, las células deshidratadas hacen que sus membranas se vuelvan prácticamente impermeables a la difusión de agua mientras que atraen el exceso de grasas, incluido el colesterol.

Se trata tan sólo de un mecanismo de supervivencia pero con consecuencias devastadoras a largo plazo. En individuos muy deshidratados, evita que los desechos metabólicos abandonen las células y éstas se sofocan con ellos. A veces, las células finalmente mutan y se vuelven cancerosas para sobrevivir a ese entorno tóxico.

La deshidratación causa además ansias por tomar alimentos salados, por ello son tan irresistibles las patatas fritas y las palomitas. Estos alimentos, como todos sabemos, están entre los principales culpables de los kilos de más y de la obesidad.

Pero ¿qué es lo que provoca la ansiedad por tomar esos alimentos? Pues ésa es la manera que tienen los riñones para captar la suficiente sal o sodio que contiene la poca cantidad de agua que queda en el cuerpo. Esto a su vez agrava los efectos de un ya deshidratado organismo.

A medida que el cuerpo retiene más y más agua o humedad por medio de la ingesta de alimentos, el agua se acumula en el flujo externo de las células. Esto se debe a que las membranas impermeables de las células no pueden absorber el agua que tanto necesitan.

Un cuerpo que ha sobrevivido años en un estado de sequedad necesita rehidratarse gradualmente. Una repentina ingesta de agua puede causar una congestión linfática, inflamaciones y, en algunas ocasiones, incluso la muerte. A esto se le llama una «intoxicación por agua», un trastorno potencialmente grave en la función cerebral que tiene lugar cuando se desploma el normal equilibrio electrolítico del cuerpo a consecuencia de una ingesta rápida de agua.

Lo mejor es pasar de una deshidratación grave a una rehidratación de la mano de un profesional de la salud, de un terapeuta.

Tanto el agua como la sal son absolutamente necesarias para un equilibrio del metabolismo del agua y para generar la suficiente energía hidroeléctrica para mantener las actividades celulares. Beber agua y eliminar bebidas estimulantes y debilitantes son generalmente el primer paso de un tratamiento en caso de cualquier enfermedad. En algunos casos, lo único que se necesita es rehidratación y descanso.

Energías vitales

Puede que los expertos en salud no estén de acuerdo en la cantidad y el tipo de ejercicio más efectivo que uno puede hacer, pero son unánimes al afirmar que al igual que las Cuatro Grandes –enfermedad cardíaca, cáncer, diabetes y obesidad–, ha llegado a alcanzar carácter de epidemia en el mundo occidental; la inactividad física es también considerada una enfermedad de proporciones alarmantes.

Por otra parte, la inactividad física está íntimamente relacionada con las Cuatro Grandes, quizás más directamente de lo que la mayoría creemos.

Aunque el cuerpo humano no fue diseñado para una actividad intensa y prolongada, tampoco lo fue para estar inactivo. No lo es por naturaleza. Se trata del mismo principio por el que funcionan las baterías de los coches. Si no se cargan, funcionan mal y mueren (resultado final de la inactividad).

En resumen: recargar las energías regularmente, o simplemente llevar una vida activa, es fundamental para mantener el tictac del cuerpo, la fuerza vital básica que mantiene cada célula viva y activa.

La vida sedentaria que lleva la mayoría de las sociedades occidentales bloquea la fuerza vital, la deja encerrada en los diversos órganos y tejidos y deforma el proceso hasta la enfermedad. La buena salud, o por el contrario la enfermedad, depende de que los hábitos y la rutina diaria estén en armonía con la fuerza vital y los ritmos naturales del interior del cuerpo y con aquello que nos conecta con el medio ambiente y con el universo.

Por decirlo de un modo sencillo, salir de fiesta cuando el cuerpo necesita descansar, hacer ejercicio cuando necesita centrarse en la digestión, dormir cuando las energías naturales del organismo están en la cúspide o la inactividad física distorsionará las energías corporales y también los procesos de los que es responsable.

Entonces, ¿cuáles son exactamente esas energías? La constitución del ser humano está compuesta por tres doshas o fuerzas dinámicas. Los doshas están compuestos por los cinco elementos básicos que forman el universo: tierra, agua, fuego, aire y éter.

Estos cinco elementos son energías fundamentales que vibran en diferentes frecuencias. Así, por ejemplo, los fotones o partículas de luz que se generan constantemente en el aire que nos rodea tienen un patrón energético diferente al de la energía creada por las partículas en un montón de arcilla o a la del agua que fluye en un río.

Toda la energía existente, no importa lo densa que sea, es un constante intercambio entre esos cinco elementos o energías vibracionales. En el cuerpo, esas energías elementales se agrupan juntas y se representan como los tres doshas: pitta (predominio de fuego con algo de agua), vata (aire y espacio) y kapha (predominio del agua con algo de tierra).

Cada dosha es responsable de un conjunto de procesos fisiológicos, cada uno diferente, cada uno realizando diferentes funciones, y cada uno más o menos predominante dependiendo de un momento diferente del día o de la noche.

El cuerpo humano busca constantemente el equilibrio, por consiguiente el equilibrio de los dohas y el permitirles efectuar los diferentes roles con los que la naturaleza los ha preparado es la llave para mantener el peso, la longevidad y la buena salud.

Todo ello va encaminado a trasformar un estilo de vida altamente tóxico en uno que esté en armonía con los ritmos naturales del cuerpo humano. Resumiré brevemente cada dosha porque están relacionados con el tipo corporal, algo que determina el peso óptimo.

Vata-fuerza «impulsora»: Vata se traduce como «aire» o movimiento, y trasporta el alimento, el aire, el agua, la sangre, la linfa y los desechos por todo el cuerpo. El sistema nervioso, el circulatorio, el linfático, el digestivo, el respiratorio, los conductos biliares, los circuitos hormonales, y los conductos celulares forman parte de una enorme y compleja red sostenida por el movimiento y la potencia de vata.

El exceso de vata supone hiperactividad e hipertensión. Si vata disminuye y llega a detenerse, puede presentarse estreñimiento o un bloqueo de los conductos biliares. La congestión de arterias coronarias, vasos sanguíneos, nódulos linfáticos, conductos urinarios, glándula de la próstata, útero, senos, glándula tiroidea y otras zonas del cuerpo son el resultado de un trastorno de la actividad vata.

El bloqueo del flujo de vata es responsable de cientos de enfermedades que la medicina convencional intenta tratar con medicamentos, sin prestar atención a la causa de la congestión.

La ubicación principal de vata está en el colon. Cuando el intestino delgado está libre de obstrucciones, vata realiza sus importantes actividades por el resto del cuerpo. Si hay problemas en vata se produce distensión abdominal, gases y estreñimiento; la acumulación de vata puede originar obesidad, o lo que se llama «vata anabólico».

Pitta-energía dinámica: El intestino delgado está principalmente controlado por la enérgía de pitta, el segundo dosha, que en sánscrito significa «bilis», y controla el agni y por consiguiente la digestión y el metabolismo. Pitta garantiza que el alimento se digiera, se absorba y se metabolice adecuadamente.

Cuando el dosha pitta se altera en su ubicación principal, en el que la vesícula biliar y el páncreas están unidos junto al duodeno, todos los procesos metabólicos se trastornan. Como consecuencia de ello, la asimilación y metabolismo de los nutrientes resulta insuficiente y el cuerpo sufre los efectos de la malnutrición, incluso cuando la persona come bien. El sobrepeso es un indicativo de que el cuerpo ha alcanzado esta fase de disfunción intestinal.

Si vata sigue actuando en sentido inverso, las toxinas intestinales y los fragmentos de material de desecho, así como fragmentos de bilis liberada por la vesícula biliar y las enzimas del páncreas se ven expelidas hacia el estómago. Una disminución continuada de la capacidad biliar y de las enzimas digestivas puede acabar en obesidad, que es un estado de hambruna celular, y también en una enfermedad cardíaca o en cáncer.

Kappa-integración y resistencia: La tercera fuerza principal que controla el cuerpo humano es el kapha. Este dosha significa cohesión, estructura, resistencia y fuerza. Su principal ubicación es el estómago y también el pecho. Kapha controla los jugos digestivos y forma el tejido conjuntivo (el flujo intersticial que rodea a la células), músculos, grasa, huesos y tendones.

También lubrica las articulaciones, genera las paredes mucosas de la boca, la garganta, los pulmones, el estómago y los intestinos y une todo el cuerpo. Sin las propiedades cohesivas de kapha el cuerpo sería como un pozo de células desconectadas y desperdigadas.

Kapha empeora cuando el movimiento inverso de la fuerza vata llega al esfínter pilórico, la válvula que conecta el estómago con el duodeno. El reflujo de bilis procedente de la vesícula biliar, así como toxinas y microbios de los intestinos, y, en algunos extraños casos, incluso heces, pueden extenderse a las paredes del duodeno y empujar a través del esfínter pilórico en el estómago. Esto puede originar varios problemas asociados a la digestión.

El estrés también afecta al dosha kapha, lo cual socava enormemente el equilibrio psicológico y la felicidad del individuo. Esto suele ir acompañado de un «extraño sentimiento» en los intestinos y una sensación de inseguridad y nerviosismo.

Es importante recordar que cada uno de nosotros tiene su propio peso óptimo, el cual se consigue cuando las funciones corporales son óptimas. Pero a fin de reequilibrar las energías del cuerpo y restablecer el estado natural del cuerpo y la mente es necesario determinar el tipo corporal que uno tiene (*véase* este tema en detalle en mi libro *Los secretos eternos de la salud*).

Ejercicio físico y tipo corporal

Esto nos lleva al siguiente paso lógico: el tipo corporal. Tradicionalmente, existen tres tipos somáticos corporales: ectomorfo, mesomorfo y endomoro, tipos que se basan exclusivamente en la masa muscular y en la forma corporal.

El ectomorfo es delgado y estrecho; el mesomorfo, fuerte y musculado; y el endomorfo, redondo y blando. Gracias a los medios de comunicación, la publicidad y los condicionamientos sociales, es obvio qué tipo corporal es el más atractivo para la mayoría de las personas y el que éstas intentan conseguir con dietas y ejercicios.

Los tratamientos convencionales para perder peso, con sus famosas fotografías de «antes y después», sugieren que con una dieta apropiada y una serie de ejercicios todas las mujeres pueden llegar a tener una codiciada esbeltez y todos los hombres pueden adquirir un físico esculpido y musculado. Se trata de un objetivo comercial dirigido a quienes más daño hace: individuos con sobrepeso y obesos, muchos de los cuales se agarran a un clavo ardiendo desesperadamente.

Pero hay un grave error en el llamado razonamiento y clasificación del tipo corporal. Esta clasificación está únicamente basada en las características morfológicas externas: forma y tamaño y masa corporal. Ningún tratamiento que no vea la obesidad como una enfermedad sino como una anomalía física puede surtir efecto.

En realidad existen diferentes tipos corporales y cada uno responde de manera diferente a la alimentación y al ejercicio. Pero un enfoque holístico y natural contempla cada uno como la suma de los procesos fisiológicos y bioquímicos que constituyen cada uno de los doshas que mantienen el cuerpo en perfectas condiciones.

Según la medicina ayurveda, existen tres tipos corporales psicofisiológicos que reciben el nombre de los tres doshas: vata, pitta y kapha.

Los vata por lo general casan bien con el yoga, el taichí y el chi kung. Teniendo en cuenta que los tipos vata experimentan la energía en ráfagas, deben tener especial cuidado en no hacer esfuerzos excesivos. Cuando tienen un repentino descenso de energía se sienten agotados durante mucho tiempo después. Esto a menudo lleva a una depresión.

Las personas de tipo corporal pitta son competitivas y tienen mucho más dinamismo y energía que los del grupo vata. Los pitta prefieren un programa de ejercicios físicos orientados a lograr un objetivo. Sin embargo no cuentan con una energía ilimitada, por lo que lo mejor es se ejerciten moderadamente.

A los pitta les gustan retos como escalar montañas, esquiar, correr, nadar, jugar a tenis o practicar un deporte que les aporte la sensación de logros o éxitos.

Un tipo pitta desequilibrado es además un perdedor herido. Los pitta, quienes se frustran fácilmente, deben optar por un conjunto de ejercicios menos competitivos para poder aumentar su nivel de satisfacción. El excesivo calor es un signo característico de un pitta desequilibrado, por lo que la natación, que tiene un efecto de enfriamiento, es uno de los deportes más idóneos para ellos. Un paseo por un bosque fresco es otra excelente manera de calmar un tipo pitta desequilibrado.

Los tipos kapha están más capacitados para realizar un ejercicio físico moderadamente fuerte. Levantar pesos, correr, remar, ejercicio aeróbico, ciclismo y futbol, baloncesto y tenis, todo esto es adecuado para los kapha.

La estable energía de los tipos kapha les da la capacidad necesaria y la resistencia para realizar juegos competitivos y duraderos sin sentirse cansados. El ejercicio físico despeja un exceso de congestión kapha, elimina el exceso de grasa y de agua y mejora la circulación general.

No hay dos personas que puedan ser exactamente la misma porque los tres doshas corporales están representados en diferentes grados en cada persona del planeta. En realidad existen diez tipos corporales diferentes, la mayoría de ellos una combinación de cualquiera de los otros dos doshas.

Una vez que se comprende que el ejercicio no consiste en esforzarse sino en aportar energía al cuerpo, es fácil captar la lógica del siguiente paso: que junto a unos hábitos dietéticos correctos y ciertos cambios en el estilo de vida, el ejercicio equilibra las energías y ayuda al cuerpo a autorregularse y a restablecer su peso óptimo.

Terapia cuerpo-mente

Me agradaría acabar estos apuntes sobre el ejercicio físico mencionando que el yoga no es sólo un buen tratamiento para la salud sino también para la obesidad. Mucha gente cree que el yoga se trata de un procedimiento lento que requiere una paciencia extraordinaria. Se trata de una falsa idea popular.

Además, existe la idea de que el yoga no puede contribuir a la pérdida de peso porque no es un ejercicio extenuante y no quema las grasas. Esta noción proviene principalmente del bombardeo de anuncios de gimnasios y clase de ejercicios aeróbicos, los cuales refuerzan la creencia de que es necesario traspirar enormemente para perder peso.

El yoga es uno de los ejercicios más antiguos y equilibrados. Sigue los principios naturales de los doshas y armoniza el cuerpo y la mente con esas energías naturales.

Dejando a un lado los beneficios para la salud que aporta, el yoga conecta el cuerpo y la mente. Éste es un factor crítico para todo el que quiera perder peso porque además del aspecto físico el yoga construye una cierta actitud mental que dice «acepta tu cuerpo».

Una persona que cuida su cuerpo deja de maltratarlo con un mal estilo de vida, mala dieta u otras opciones erróneas. La nueva percepción de uno mismo, en cuerpo, mente y espíritu, está vinculado con la pérdida de peso.

Uno de los ejercicios más eficaces del yoga es el llamado Surya namaskara o saludo al sol. Se trata de una serie de doce posturas que se repiten en dos ciclos. El Surya namaskara fortalece y estira los grandes grupos musculares, masajea todos los órganos internos, mejora el drenaje de la linfa y estimula los centros de energía y los puntos de acupuntura del cuerpo.

Este conjunto de ejercicios aumenta el flujo sanguíneo y la circulación, tonifica la columna vertebral y mejora la flexibilidad de las articulaciones. Es posible que al principio uno no se desenvuelva bien con los ejercicios, pero una práctica regular hará que pueda realizar las posturas de manera fácil y natural.

13

El peso de la ley

Mi abuela solía decir: «Recoges aquello que siembras», un dicho que no podría describir más exactamente la realidad sobre la epidemia de obesidad norteamericana.

La obesidad no es una afección que surja de un día para otro. El camino para llegar a ella se pavimenta durante la infancia. Y en EE. UU. el problema viene de lejos y ha alcanzado proporciones epidémicas.

No se puede negar el hecho de que Estados Unidos es una nación que generación tras generación ha estado criando niños con comida rápida, alimentos procesados, comida basura, tentempiés altamente calóricos y salados, pasteles, dulces y bebidas azucaradas que han dejado a los jóvenes mal nutridos y con sobrepeso.

La reacción de la mayoría de los niños norteamericanos frente al plato de brócoli y otras verduras es un triste recordatorio de que nuestros niños (aquellos que se sientan regularmente a hacer sus comidas) se atiborran de ternera manipulada, pollo, patatas y perritos calientes, y no toman las suficientes verduras y frutas.

A esto hay que añadirle la falta de actividad física (usar el término «ejercicio» sería exagerado) en los niños. La Asociación Norteamérica del Corazón señala en su página web que el «comportamiento sedentario» es una de las causas de obesidad infantil.

No cuesta mucho imaginar que demasiada televisión, demasiado ordenador y demasiados videojuegos son los otros culpables.

Las dietas poco sanas y otros hábitos suelen continuar hasta la edad adulta, para entonces el cuerpo ya ha entrado en una situación tóxica y en un círculo vicioso en el que la obesidad genera más obesidad.

Por otra parte, si la obesidad mórbida no fuera suficiente, esta enfermedad hace que cada vez sean más los niños que se tornan diabéticos, una tendencia enojosa que ha surgido en la última década.

Según los Centros de Control de Enfermedades (CDC 2009), de EE. UU., el 70 por 100 de los niños con sobrepeso de edades entre los 5 y los 17 años tienen como mínimo un factor de riesgo de contraer enfermedades cardíacas, incluyendo colesterol elevado, presión arterial alta o niveles altos de insulina. Esto significa que de no tomar medidas para controlar el peso de los niños, se arriesgan a tener hipertensión, diabetes, apoplejías, cáncer y osteoartritis.

Los CDC manifiestan asimismo que los niños que son obesos tienen un mayor riesgo de sufrir problemas de huesos y articulaciones, apnea del sueño y problemas sociales y psicológicos, tales como estigmatización y pérdida de autoestima.

Las múltiples caras de la obesidad infantil

No hay discusión posible frente a la afirmación de que la obesidad es un problema del mundo occidental, una sociedad que aleja a los niños obesos de sus padres y los coloca en familias de acogida. Vamos a considerar estos alarmantes casos que no siempre se publican debido a las leyes que protegen la privacidad de los niños.

- En octubre del 2009 un pareja escocesa perdió por un tiempo la custodia de su bebé al considerar los servicios sociales que el niño corría un riesgo. La pareja tenía otros cinco hijos, de los cuales les habían retirado dos de 3 y 4 años por motivos de salud. Se les advirtió de que podrían llegar a perder la custodia del recién nacido si no controlaban el peso de sus otros hijos.
- En mayo del 2009, una madre norteamericana, de Carolina del Sur, perdió la custodia de su hijo de 14 años, el cual pesa-

ba 250 kilos. La madre fue arrestada durante la batalla por la custodia que emprendieron los servicios sociales al afirmar los médicos que había desestimado las medidas necesarias para controlar el peso de su hijo. Asustados por la justicia, la madre y el hijo huyeron, pero fueron detenidos en otro estado. El adolescente vive en la actualidad con una tía y su madre se enfrenta a los cargos penales por negligencia.

- Los casos de pérdida de la custodia infantil por obesidad se hicieron públicos en el 2007, cuando una madre británica perdió la custodia de su hijo de ocho años, Connor McCreaddie, que sufría obesidad mórbida. La madre trabajó conjuntamente con las autoridades gubernamentales para rebajar el peso del niño y éstas le permitieron seguir con él. Lo único que hizo fue dejar de darle alimentos procesados y comidas preparadas.

Cada vez son más y más los casos de pérdida de custodia que salen a la luz en estados como California, Nuevo México, Texas y Nueva York (en Canadá también se han dado algunos); en ellos se enfrentan padres, médicos y abogados por los derechos de la infancia con un tema que es tan delicado como grave.

Entre algunas de las preguntas que este tema están las siguientes: ¿es la obesidad mórbida una forma de maltrato infantil? ¿Es lícito que los padres pierdan la custodia de sus hijos obesos por negligencia? La Child Growth Foundation (Fundación de Apoyo al Crecimiento Infantil) del Reino Unido está luchando para conseguir que la comunidad médica y otros expertos en estos temas infantiles consideren la «sobrenutrición» como una forma de maltrato infantil.

Está documentado que la obesidad infantil puede llevar a una diabetes 2 (irónicamente llamada «diabetes de aparición adulta»), resistencia insulínica, hipertensión, apnea del sueño, alto nivel de colesterol, problemas ortopédicos y una pubertad temprana debida a trastornos hormonales importantes.

Pero si bien son los padres los que son juzgados, es posible que haya un culpable aún mayor. El doctor Marc S. Jacobson, del grupo de trabajo sobre la obesidad de la Academia Norteamericana de Pediatría, dice que no siempre se trata de una mala actuación de los padres.

El doctor Jacobson señala como culpable a la industria alimentaria: restaurantes de comida rápida, maquinas expendedoras de alimentos en los colegios, cereales azucarados; todos ellos promocionados por empresas alimentarias y dirigidos especialmente a niños y adolescentes.

Después hay algunos expertos que señalan que si bien son los padres los únicos responsables de criar niños sanos, el Estado debe aceptar también su parte de culpa. Hay también quien opina que no se invierten suficientes fondos públicos en parques, y otros que el Gobierno federal gasta miles de millones de dólares en subvencionar a granjas agrícolas que producen alimentos de baja calidad.

Pero hasta que el Gobierno decida su parte de compromiso en resolver el problema de obesidad norteamericano, la responsabilidad de tomar medidas preventivas recae en los padres. Pero, ¿pueden los padres asumir esta tarea a menos que reconozcan el problema?

En una encuesta realizada en el 2007 por el Hospital Infantil CS Mott, en la Universidad de Michigan, pedía a los padres que informaran del peso y la altura de su hijo mayor y el momento en que creían que su hijo tenía sobrepeso.

En un momento en el que los índices de obesidad infantil estaban entre un 13 y un 17 por 100, los resultados de esta encuesta fueron pasmosos: alrededor del 40 por 100 de padres de niños entre 6 y 11 años clínicamente obesos afirmaron que el peso de sus hijos era «casi el correcto». Pero aún más sorprendente fue que otro 8 por 100 creía que sus hijos estaban por debajo del peso correcto.

Una encuesta similar realizada en Australia mostró que sólo el 11 por 100 de los padres de niños con sobrepeso de 5 y 6 años, y el 37 por 100 de los padres de niños con sobrepeso de 10 a 12 años creían que sus hijos tenían un problema de peso.

En el 2005 en un estudio británico se dio a conocer que menos del 2 por 100 de padres de niños con sobrepeso de 3 a 5 años, y el 17 por 100 de padres de niños obesos de ese mismo grupo de edad reconocía que sus hijos tenían un problema de peso.

Algunos expertos creen que en los colegios hay muchos niños con sobrepeso y que hay lugares en los que la percepción de lo que es un peso normal y lo que no lo es está totalmente equivocada. Hay padres, además, que llegan a negarlo (en una familia de miembros con sobrepeso, el criterio de «normalidad» con respecto al peso va cambiando con el tiempo).

En la actualidad, en EE. UU. hay tres veces más niños obesos que en 1980. Pero el problema no está uniformemente distribuido, sino que está vinculado al estatus económico, al origen étnico y al lugar donde uno vive.

En el 2006, según datos estadísticos de los Centros de Control de Enfermedades, el 30,7 por 100 de los niños norteamericanos blancos tienen sobrepeso u obesidad, frente al 34,9 por 100 de niños afroamericanos y el 38 por 100 de niños mexicoamericanos. Teniendo en cuenta el nivel económico, el 22,4 por 100 de niños de entre 10 y 17 años que viven por debajo del umbral de pobreza (menos de 21,20 dólares en una familia de 4 miembros) tiene sobrepeso u obesidad, frente al 9,1 por 100 de niños cuyas familias cuadruplican como mínimo esos ingresos.

Teniendo en cuenta el lugar donde viven, el 16,5 por 100 de los niños del medio rural son clínicamente obesos, frente al 14,4 por 100 de los niños urbanos, según el Sondeo Nacional de Salud infantil del 2003.

A pesar de las sobrecogedoras cifras y de la evidencia física acerca de la obesidad en niños y adultos, el Gobierno norteamericano y las autoridades sanitarias rehúyen el tomar cartas en el asunto. Pero han dado algunos pasos, en el papel al menos.

¿Sabía el lector que en la legislatura estadounidense del 2005 se introdujeron 400 proyectos de ley relacionados con la obesidad? En cuanto a políticas de obesidad se refiere, parece que los políticos actúan más rápido que nunca para parecer políticamente correctos.

Consideremos esto: partiendo de ese enorme número de proyectos sobre la obesidad, el 25 por 100 pasaron a convertirse en leyes en el 2005, una vez más el doble que dos años antes. También se sugirieron cosas como el colocar duras etiquetas de advertencia en los refrescos y un «impuesto de grasa» en la comida rápida.

Pero todo esto no ha cambiado nada. Los norteamericanos, los niños sobre todo, se siguen atiborrando igual que antes de raciones extra de nachos, burritos, pastas, hamburguesas, patatas fritas y refrescos de cola, y la obesidad infantil no da muestras de disminuir.

El doctor Robert Lustig, catedrático de la Clínica Pediátrica del Hospital Infantil UCSF, dice que el entorno alimentario occidental ha llegado a ser altamente «insulinogénico». Si echamos un vistazo a la ingesta media de alimentos de los norteamericanos nos encontraremos con unos alimentos muy altos en grasas, densidad energética, índice glucémico y fructosa, pero bajos en fibra y productos lácteos. Dicho de otro modo: los alimentos procesados y los refrescos encabezan la lista de alimentos.

El doctor Robert Lusting señala que el exceso de fructosa y la escasez de fibra constituyen la piedra angular de la epidemia de obesidad norteamericana debido a la manera en que estos dos factores afectan a la insulina. Esta hormona, liberada por el páncreas para contribuir a la absorción de la glucosa como combustible para las células del organismo, actúa junto a otra hormona llamada leptina para controlar el apetito.

Los alimentos procesados y la comida basura, que se apropiaron del paladar norteamericano hace treinta años, han hecho que el cuerpo humano sea resistente a la insulina y la leptina. Esto se debe en gran parte a la adicción al azúcar y a la eliminación de la fibra de muchos alimentos. Los alimentos alterados de este modo son además adictivos, explica el doctor Lustig.

La inclinación por este tipo de alimentos es muy temprana, en la infancia. ¿Pero quién es responsable de ello? Los niños con sobrepeso y obesidad, con padres que suelen tener sobrepeso, carecen de modelos saludables a seguir. Cuando en los colegios hay máquinas expendedoras con refrescos, patatas chips y bollería industrial, ¿es de extrañar que los niños crezcan pensando que ésas son opciones nutricionalmente buenas?

Si en los comedores escolares se sirven alimentos procesados para que el Departamento de Salud norteamericano, en este caso, contente a la industria alimentaria, ¿es razonable acusar a niños de 6 y 7 años de estar obesos?

Y no es que la AMA (Asociación Médica Norteamericana) no haya hecho los comentarios pertinentes. En el 2007, la AMA decidió que era preciso que los padres recibieran el mensaje de que había que hacer frente a la obesidad infantil. Así pues, convocó una reunión de expertos en el tema, un encuentro cofinanciado por el Departamento de Salud y Servicios Humanos y el CDC.

El resultado fue un informe acerca de la obesidad infantil pensado para abrir los ojos de los padres y obligarlos a conocer y aceptar la seriedad del problema.

¿Cómo conseguir este objetivo? La AMA, en su sabiduría, decidió que había que cambiar el léxico referido a ganar peso. Diez años antes, a los niños con un índice de masa corporal (IMC) por encima de un percentil 85 para su edad se les atribuía «riesgo de sobrepeso». Ahora se les dijo a los médicos que precisaran el lenguaje y hablaran sencillamente de niños con «sobrepeso».

A los niños con un IMC por encima del percentil 95 que antes tenían «sobrepeso» a partir de entonces se los calificaría de «obesos». Fue un toque de atención honesto, pero nada más.

Medios de comunicación y TV: peso y vigilancia

Es posible que muchos padres y niños perciban vagamente lo mucho que la televisión y el ordenador aporta a la gordura. Pero la mayoría de la gente suele hacer caso omiso de esa apremiante realidad.

A continuación presentaré algunos descubrimientos hechos a partir investigar en la relación entre mirar la televisión (a esto se pueden sumar los videojuegos y el ordenador) y el aumento de peso en los niños.

- Es un hecho demostrado que el número de horas que pasa un niño frente al televisor influye en su peso. Este dato ha sido confirmado por centros de investigación como la Universidad John Hopkins, el Instituto Nacional del Cáncer y el CDC.
- Investigadores de la Universidad de Stanford han estudiado a fondo las diferencias de peso en niños de 8 años. Al grupo de estudio se le pidió que miraran la tele o jugaran con

225

videojuegos un máximo de sólo siete horas a la semana. Los resultados mostraron un significativo descenso del IMC. Los investigadores explican que existen tres razones por las que la televisión hace ganar peso a los niños. Una es que reduce la actividad física, otra es que lleva a un mayor consumo de bebidas azucaradas y de comida rápida, y la tercera es que hace descender el metabolismo de descanso del cuerpo o índice de metabolismo basal.

- Con respecto al consumo de bebidas azucaradas, un estudio realizado en el 2007 reveló que cada hora extra de tele al día representa un aumento en la ingesta de bebidas azucaradas. Este aumento supone una ración extra por semana o un aumento de 46,3 calorías diarias. Si bien estas cifras pueden no parecer gran cosa, se van sumando con el tiempo, por no mencionar los otros cambios dañinos que esas bebidas tóxicas producen en el organismo y sus efectos adictivos. Aunque es bien sabido que la inactividad física implica que el cuerpo queme menos calorías, no hay muchos que sean conscientes de que sentarse horas y horas frente a la televisión hace disminuir el índice del metabolismo basal. El índice del metabolismo basal se refiere a la cantidad de energía que el cuerpo utiliza en un estado de concentración (cuando no se está digiriendo alimentos), en reposo. La energía que se quema en este estado se utiliza y necesita para mantener las funciones vitales del organismo. Los estudios muestran que el índice de metabolismo basal disminuye cuando hay una disminución de la masa corporal, y también con la edad. Existen nuevos estudios que demuestran que también disminuye cuando se pasa mayor tiempo frente al televisor. Esto significa, efectivamente, que a mayor tiempo frente a la tele, si eso constituye un hábito, menos calorías quema el cuerpo aún cuando no se esté haciendo nada.

- Otro estudio de investigación realizado con preescolares reveló que el riesgo de sobrepeso en la infancia aumenta un 6 por 100 por cada hora de televisión diaria. Si el televisor está en la habitación del niño, el riesgo pasa a ser de un 31 por 100 adicional por hora pasada frente al él. Los investigadores señalan también que el cuerpo humano se desarrolla muy rápidamente en a infancia y que la cantidad de actividad física que un niño realiza está directamente relacionada con la cantidad de masa ósea que el niño desarrolla.

- Pero no sólo la falta de actividad física es perjudicial para la salud de los niños. La Fundación Familiar Kaiser afirma que los niños muy pequeños no pueden distinguir entre el contenido de los programas y los anuncios. Ésta es un arma secreta que utilizan los fabricantes de alimentos y bebidas (y otros muchos) para lavar el cerebro de las mentes jóvenes y vulnerables a la hora de aprender lo que es saludable y lo que no lo es. ¡Adivina lo que hacen pasar por alimentos sanos!

- En el Congreso de EE. UU., el informe sobre televisión infantil de 1990 informa de que hasta que un niño llega a los 18 años pasa entre 10.000 y 15.000 horas mirando la televisión y ve más de 200.000 anuncios.

- Según un informe del 2004 llamado «El papel de los medios de comunicación en la obesidad infantil», realizado por la Fundación Kaiser: «Durante el mismo período en el que la obesidad infantil ha aumentado extraordinariamente ha habido también una explosión de medios dirigidos a los niños: programas de televisión y videos, cadenas especializadas, videojuegos, actividades de ordenador y sitios de Internet». Y la mayoría de los medios dirigidos a la infancia están cargados de elaboradas campañas de anuncios, muchas de las cuales promocionan alimentos como chucherías, refrescos y tentempiés.

- La coalición sobre publicidad afirma que anualmente se invierten de 10.000 a 15.000 millones de dólares en anuncios publicitarios dirigidos a los niños. Esto se traduce aproximadamente en 40.000 anuncios televisivos al año dirigidos a la infancia: más de 100 anuncios al día. En un estudio contabilizaron 11 anuncios de alimentos por hora en la programación matinal de televisión dominical, lo cual significa que un niño promedio se expone a un anuncio cada 5 minutos. Los anuncios de la tele influyen directamente en las opciones de alimentos de los pequeños, lo cual se traduce en elecciones poco sanas, y en miles de millones de ganancias para las empresas alimentarias ya que esos hábitos adquiridos persisten en la edad adulta.

- ¿Sabías, lector, que sólo los puntos de venta gastan 3.000 millones de dólares al año en anuncios televisivos dirigidos especialmente a los niños? Y según «Anuncios, márquetin y medios de comunicación: mejorar los mensajes del Instituto de Medicina de las Academia Nacionales», los anunciantes de alimentos y bebidas dedican de 10.000 a 12.000 millones de dólares al año en llegar a niños y adolescentes.

- Los grupos de clase media baja y los adolescentes de minorías sociales son los que resultan más influidos por los anuncios de comida basura. Y aún peor: el acceso a alimentos nutritivos en los barrios populares de dichas minorías es difícil. Por lo tanto, con poco acceso a los mercados de fruta y verdura, tiendas especializadas y de alimentos naturales, los puestos de comida rápida y de alimentos preparados y procesados llenan un práctico vacío.

Otras verdades sobre la obesidad infantil

Las madres son las que más saben...

La naturaleza pretende que cada bebé se alimente con leche materna, y obviamente por una buena razón. Además de diversas ventajas, como el desarrollo de la salud inmunitaria del recién nacido, la leche materna reduce el riesgo de la obesidad en la niñez.

Investigadores de la Harvard School de Public Health dicen que las madres que dan el pecho a sus hijos son más capaces de responder al llanto natural de las criaturas y por consiguiente a su necesidad de alimento, en vez de ceñir a los niños a un horario rígido. Esto hace que el niño se alimente de manera proporcional a sus requerimientos nutricionales.

Los niños que toman leche materna dejan de comer cuando están saciados, mientras que los que beben leche maternizada toman una cantidad específica y se ven obligados a acabarse lo que les colocan frente a ellos.

¿... o no?

Los especialistas en nutrición prenatal creen que las embarazadas que comen demasiada comida basura predisponen a sus hijos a una larga batalla contra el sobrepeso.

Un estudio realizado con ratas en el Royal Veterinary College de Londres reveló que las ratas embarazadas que seguían una dieta de dónuts, bollería, chocolates, patatas chips, queso, galletas y dulces parían unas crías más gruesas, con pérdida muscular y que mostraban signos de resistencia a la insulina, cosas que no aparecían en las crías que habían seguido una dieta sana.

Las embarazadas que se atiborran de comida basura tienen muchas probabilidades de desarrollar fetos con problemas físicos. La comida basura consta de alimentos adulterados, aditivos artificiales y otras sustancias como aceites hidrogenados, azúcares refinados, edulcorantes químicos y conservantes.

Esto aumenta las posibilidades de que los niños desarrollen diabetes, enfermedades coronarias, trastornos de aprendizaje, cáncer y obesidad.

Beber temprano

¿Te has preguntado alguna vez por qué algunos niños recuerdan las músicas de los anuncios mejor que las canciones infantiles o incluso que el alfabeto?

Que los niños sean objetivo consumidor no es nada nuevo, pero la verdad que encierran los anuncios dirigidos a los niños produce terror. Y la razón por la que las grandes firmas cooperativas y las agencias publicitarias se centran tanto en cazar a los niños es porque éstos son los consumidores del mañana.

Los anuncios dirigidos a los niños se fundamentan en lo que las agencias publicitarias (las cuales con frecuencia contratan a psicólogos infantiles) utilizan con artimañas y de manera subliminal: que la lealtad de la marca empieza nada menos que a los dos años.

Llevados por el espantoso dicho «de la cuna a la tumba» de los anuncios, la comida rápida y las empresas de cola han advertido que los niños saben reconocer el logotipo de una marca antes que su propio nombre. Esto explica la pretensión de que los logos sean frescos y modernos, e incluso de tipo cómic, para que impacten en las mentes jóvenes, influenciables y en desarrollo.

Un estudio publicado en 1991 en el *Journal of the American Medical Association* (publicación de la Asociación Médica Norteamericana) reveló que casi todos los niños norteamericanos de seis años saben identificar a Joe Camel (un personaje de cómic de los anuncios de tabaco de la marca Camel) tanto como a Mickey Mouse.

Y aun cuando los niños de seis años no fumen a esa edad tan temprana, el objetivo que tiene esa marca de tabaco es que más adelante recuerde «qué estupendo es fumar». El mismo razonamiento se aplica en los anuncios y logos de las empresas de refrescos y colas.

Algunas encuestas han revelado que 1/5 parte de los niños de 1 a 2 años beben refrescos (¡algunos incluso beben batidos de leche de MacDonald en biberón!). Aparte de la característica obvia de inductoras de grasa que tienen las bebidas de cola, estos refrescos son además adictivos debido a que contienen cafeína.

Si a ello se le añade las ansias de lealtad a una marca a los dos años de edad, las empresas de refrescos de cola ya no pueden pedir más. Pero lo hacen. ¿Por qué si no un fabricante de refrescos autorizaría a una empresa de biberones a usar su logo? Como explica Marion Nestle en su libro *Food Politics,* la justificación que utiliza uno de los fabricantes de refrescos es que la utilización de un «logo gracioso» representa una experiencia divertida para los niños y estrecha lazos entre madres e hijos.

Lo único de cierto que tiene esa afirmación es que ese tipo de cosas supondrá casi seguro para las compañías de refrescos una ganancia de millones de dólares. Después de todo, los estudios demuestran que es más que probable que los padres que utilizan esos biberones de propaganda acaben llenándolos con refrescos, ¡justo lo que los fabricantes de refrescos de cola quieren!

Adicción «inconsciente»
En el capítulo 6: «Cirugía: ¿una solución fatídica?» hemos hablado de las ansias de comer, pero ¿te has preguntado alguna vez qué causa esa ansiedad? ¿Por qué salivamos pensando en unas «delicias» de pollo y arrugamos la nariz frente a una sopa de calabaza?

Pues quizás la respuesta esté, al menos en parte, en esos pequeños destellos de recuerdos, de pensamientos o imágenes que quedan almacenadas en el mesencéfalo. Los científicos llaman a esto nuestro «ADN cultural», el cual muta y se reproduce por medio de la selección cultural, algo comparable al proceso de selección natural que conocemos.

Si se aplica a los alimentos y bebidas, la cosa funciona así: cuando a un niño se le da una cola, una galleta o una magdalena y experimenta una sensación de placer, el cerebro lo codifica como un estímulo «bueno» o «positivo» que le gustaría volver a experimentar. Esto sucede porque el pensamiento o las imágenes activan el «centro de placer» del cerebro, el cual está propulsado por el neurotransmisor llamado dopamina. Este centro del cerebro aporta sentimientos de felicidad y refuerzo y anima a repetir el comportamiento que produce esas sensaciones.

¿Por qué el niño experimenta una sensación de placer cuando prueba por primera vez una galletita? Pues bien, porque sus padres se la ofrecen como recompensa, porque la ha visto anunciada o porque sabe igual que otros alimentos que ha probado anteriormente.

Las empresas de alimentos y bebidas, en connivencia con las agencias de publicidad, utilizan sutiles pero demoledoras estrategias de márquetin dirigidas a los niños para fomentar en éstos centros de placer incluso cuando están viendo un anuncio en la tele. El único objetivo es, por supuesto, «cazar la presa joven».

Venenos procesados

Hemos visto por qué las colas azucaradas y otros refrescos son los peores enemigos de los niños con sobrepeso. Sabemos asimismo que a los niños se los acostumbra desde temprana edad a beber colas y otras bebidas dulces.

Ahora los investigadores han descubierto que hay un vínculo entre el consumo excesivo de colas y la salud mental. Un estudio llevado a cabo en la Universidad de Oslo, en el cual se encuestó a 5.000 adolescentes noruegos, reveló que los chicos de 15 y 16 años que bebían demasiados refrescos presentaban hiperactividad y trastornos mentales. Además, cuantos más refrescos bebían mayor hiperactividad mostraban.

Dejando aparte los refrescos, los padres de niños con síndrome de falta de atención e hiperactividad (TDAH)), hiperactividad y otros problemas de comportamiento deberían eliminar de la dieta de sus hijos la bollería industrial y los cereales de desayuno.

Los alimentos procesados contienen grandes cantidades de aditivos químicos, como los colorantes alimentarios, que una y otra vez se han asociado al TDAH y a la hiperactividad en los niños.

En un estudio encargado por la Agencia de Salud Alimentaria del Reino Unido, los investigadores de la Universidad de Southampton confirmaron la asociación que existe entre los colorantes y conservantes en los alimentos y la hiperactividad. Se seleccionaron 300 niños para el estudio y se dividieron en dos grupos: uno de niños de 3 años de edad y el otro de 8 o 9 años.

Todos los niños de la muestra se alimentaron con bebidas de fruta que contenían bien colorante amarillo (E110), tartracina (E102), carmoisina (E122), ponceau 4R (E124) y benzoato de sodio (E211); o bien una combinación de amarillo ocaso n.º 6, amarillo quinoleína (E104), rojo allura (E129) y benzoato de sodio.

Los científicos, cuyos descubrimientos se publicaron en el 2008 en la revista médica *Lancet,* revelaron que los niños de ambos grupos mostraban un comportamiento hiperactivo. En grupo de los niños más pequeños, los que mostraban mayor hiperactividad habían consumido los refrescos que contenían la combinación más común de sustancias químicas.

Pero no son tan sólo los azúcares refinados y los colorantes alimentarios los que causan perjuicios. Los hidratos de carbono refinados presentes en el pan blanco (o cualquier alimento que contenga harina refinada), o en la pasta, puede empeorar los trastornos mentales, como la depresión, el comportamiento violento y los problemas de aprendizaje. También ocasionan confusión mental, un trastorno en el que el niño no puede concentrase en una sola cosa durante mucho tiempo y se siente un tanto aturdido.

Algunos expertos creen que el consumo en grandes cantidades de azúcares refinados priva al organismo de los nutrientes críticos para la salud neurológica, como el complejo de vitamina B y los minerales, entre ellos el magnesio y el zinc.

Cuando un niño tiene problemas de comportamiento, como alternativa está el asegurarse de que siga una dieta que incluya alimentos naturales como la fruta y la verdura, cereales integrales y alimentos nutritivos.

Como he mencionado anteriormente, si nos responsabilizamos de nuestra salud, si conectaremos con nuestra sabiduría innata y seguimos el meticuloso plan que la naturaleza nos ha asignado no sólo podremos curarnos a nosotros mismos sino también a nuestros hijos.

«La fuerza natural que todos tenemos dentro
es la mejor sanadora de enfermedades».

HIPÓCRATES

Acerca del autor

Andreas Moritz era un médico intuitivo, especialista en medicina ayurvédica, iridología, shiatsu y medicina vibracional, además de escritor y artista. Nacido en el sudeste de Alemania en 1954, y fallecido en 2012, Andreas tuvo que hacer frente a varias enfermedades graves desde una temprana edad, lo que le impulsó a estudiar dietética, nutrición y diversos métodos de curación natural cuando todavía era un niño.

A la edad de 20 años, Andreas ya había concluido su formación en iridología (ciencia del diagnóstico a través del iris) y dietética. En 1981 empezó a estudiar medicina ayurvédica en la India y en 1991 completó su formación como médico ayurvédico en Nueva Zelanda. En lugar de darse por satisfecho con el mero tratamiento de los síntomas de las enfermedades, Andreas Moritz dedicó su vida entera a comprender y tratar las causas profundas de la enfermedad. Gracias a ese enfoque holístico, consiguió grandes éxitos en el tratamiento de enfermedades terminales en las que habían fracasado los métodos tradicionales.

Desde 1988 practicó la terapia japonesa del shiatsu, que permitió comprender en profundidad el sistema energético de nuestro organismo. Además, se dedicó durante ocho años a la investigación activa de la consciencia y de su importante papel en el terreno de la medicina mente-cuerpo.

Tras trasladarse a Estados Unidos en 1998, Moritz se centró en desarrollar un innovador sistema de curación –el llamado Ener-Chi-

Art–, que apunta a las raíces más profundas de muchas de las enfermedades crónicas. Ener-Chi-Art consiste en una serie de pinturas al óleo codificadas con rayos de luz, capaces de restaurar al instante el flujo de la energía vital (*chi*) en todos los órganos y sistemas del cuerpo humano. Moritz fue, asimismo, creador y fundador de la Sagrada Santimonia: un canto divino para cada ocasión, es decir, un sistema de frecuencias sonoras especialmente generadas que pueden, en sólo unos instantes, transformar temores muy arraigados, alergias, traumas y bloqueos mentales y emocionales en oportunidades para el crecimiento y la inspiración.

Andreas Moritz escribió otras muchas obras, entre ellas *Los secretos eternos de la salud*; *La limpieza hepática y de la vesícula*; *El cáncer no es una enfermedad*; *El velo de la dualidad*; *Diabetes, nunca más*; *Acabar con el mito del sida*; *Vacunas* y *Escucha el susurro, vive tu sueño*.

Durante sus largos viajes por todo el mundo, el autor conversó con jefes de estado y políticos de muchos países de Europa, Asia y África, y pronunció numerosas conferencias sobre temas de salud, el binomio mente-cuerpo y la espiritualidad. En sus populares seminarios sobre la obra *Los secretos eternos de la salud*, pudo ayudar a las personas a aprender a responsabilizarse de su salud y bienestar. Andreas organizó el foro libre Ask Andreas Moritz en la popular página web Curezone. com (con más cinco millones de lectores, que siguen aumentando). El foro alberga un extenso archivo con respuestas a cientos de preguntas de prácticamente todos los temas de salud.

Desde que estableció su residencia en Estados Unidos, en 1998, Andreas se dedicó a desarrollar un nuevo e innovador sistema de sanación llamado Ener-Chi Art, que intenta tratar la raíz muchas enfermedades crónicas. Ener Chi Art consiste en una serie de pinturas al óleo de rayos lumínicos codificados que pueden restablecer de manera instantánea el flujo de la energía vital (*chi*) en los órganos y sistemas corporales. Andreas Moritz también fundó la Sagrada Santimonia, un canto divino para cada ocasión, un sistema poderoso de frecuencias de sonido especialmente creadas, que pueden transformar los miedos muy arraigados, los traumas, las alergias y los bloqueos mentales o emocionales en oportunidades útiles para crecer e inspirarse en muy poco tiempo.

Otras obras del autor

La limpieza hepática y de la vesícula

En este éxito de ventas internacional, Andreas Moritz trató la causa de enfermedad más común pero menos reconocida: las piedras que congestionan el hígado. Quienes sufren un terrible y doloroso ataque de vesícula biliar saben muy bien que la causa es que tienen este órgano vital repleto de piedras o cálculos, pero hay muy pocos que saben que tienen cientos, cuando no miles de cálculos (sobre todo terrones de bilis endurecida) acumulados en el hígado, que con frecuencia están ahí durante décadas sin producirles dolores, molestias ni síntomas.

La mayoría de las personas adultas que viven en el mundo industrializado, y en particular aquellas que sufren enfermedades crónicas, como artritis, cardiopatías, cáncer, esclerosis múltiple o diabetes, tienen piedras que les obstruyen los conductos biliares del hígado. Por otra parte, en Estados Unidos, cada año unos 20 millones de ciudadanos sufren cólicos biliares. En muchos casos, el tratamiento consiste simplemente en la extracción de la vesícula, lo que supone un coste de 5 mil millones de dólares anuales. Este enfoque orientado exclusivamente a la sintomatología no elimina la causa de la enfermedad, y en muchos casos favorece la aparición de patologías aún más graves.

Esta obra ofrece una meticulosa interpretación de la aparición de cálculos tanto en la vesícula como en el hígado, y explica por qué esas piedras llegan a ser las responsables de la mayor parte de las enfermedades más comunes de la sociedad actual. En ella se ofrece al lector el conocimiento necesario para reconocer las piedras, y aporta una serie de datos y consejos para acabar con ellas de manera indolora y desde el propio hogar. El libro también muestra unas prácticas para prevenir la aparición de nuevos cálculos. El gran éxito de *La limpieza hepática y de la vesícula* radica en la intensidad y efectividad de la limpieza en sí, la cual ha motivado que miles de personas, gracias a este método potente y sencillo, hayan conseguido una extraordinaria mejoría en su salud y bienestar, además del valiosísimo regalo de contar con un hígado fuerte, limpio y revitalizado.

Los secretos eternos de la salud

Este libro responde a la creciente demanda de una guía clara y exhaustiva que ayude a las personas a ser autosuficientes en cuanto a la salud y el bienestar se refiere. En él se encuentran respuestas a algunas de las cuestiones más acuciantes de nuestro tiempo. ¿Cómo surge la enfermedad? ¿Quién se cura y quién no? ¿Estamos destinados a enfermar? ¿Qué provoca el envejecimiento? ¿Es éste reversible? ¿Cuáles son las principales causas de la enfermedad y cómo podemos eliminarlas? ¿Qué métodos prácticos y sencillos puedo aplicar a mi vida diaria para mejorar radicalmente mi salud?

Entre otros temas, esta obra incluye: el efecto placebo y el misterio mente/cuerpo; las leyes de la enfermedad y la salud; los cuatro factores de riesgo de enfermedad más comunes; los problemas digestivos y su influencia en el resto del organismo; las maravillas de nuestro ritmo biológico y cómo restablecerlo cuando se interrumpe o altera; cómo llevar una vida equilibrada; el porqué de la dieta vegetariana; la limpieza del hígado, los riñones, la vesícula y el colon; eliminar las alergias; dejar de fumar de manera natural; la luz solar como medicina; las «nuevas» causas de los infartos, el cáncer, la diabetes, y el sida; y un examen minucioso de los antibióticos y las transfusiones de sangre; y, por último, las ecografías y los programas de vacunación.

Los secretos eternos de la salud aporta una nueva mirada a los grandes temas del cuidado de la salud y revela que la mayoría de los tratamientos médicos, incluidos algunas intervenciones quirúrgicas, transfusiones de sangre y tratamientos farmacológicos, pueden evitarse aplicando los métodos naturales que se describen en el libro. El lector sabrá por medio de esta obra cuáles son los peligros potenciales de algunos de los diagnósticos y tratamientos médicos, así como el motivo de que los suplementos vitamínicos, los «alimentos saludables», los productos bajos en grasa, los cereales del desayuno «sanos», los alimentos dietéticos y las dietas en general contribuyen más a crear la actual crisis de salud que sufre nuestra sociedad que a evitarla. El libro incluye un programa completo de asistencia sanitaria basado principalmente en la antigua ciencia del Ayurveda y en la gran experiencia que Andreas Moritz ha ido atesorando en el ámbito de la salud a lo largo de 30 años.

El cáncer no es una enfermedad

En este libro, Andreas Moritz demuestra que el cáncer es un síntoma físico que refleja el intento del organismo para afrontar una congestión tóxica que amenaza gravemente a las células. Moritz afirma que eliminando las causas subyacentes que fuerzan al organismo a producir células cancerosas se establecen las condiciones previas que llevan a la curación del cuerpo, la mente y las emociones.

Esta obra presenta al lector un planteamiento radicalmente nuevo del cáncer, algo que ha revolucionado la actual visión de esta enfermedad. Por regla general, con los «tratamientos» convencionales que matan, seccionan o queman las células cancerosas se ofrece a la mayoría de los pacientes un índice de remisión de apenas un 7 %, y la mayoría de esos supervivientes se «curan» durante tan sólo cinco años o menos. El doctor Hardin Jones, prestigioso oncólogo e investigador de la Universidad de California, en Berkeley, afirma: «Los pacientes (con cáncer) están tan bien o mejor cuando no se les trata...». Ninguna de las cifras publicadas de estadísticas de supervivencia de cáncer iguala o supera a aquellos que no reciben ningún tipo de tratamiento. Hay más personas que mueren a consecuencia de los tratamientos contra el cáncer que las que consiguen salvarse.

El cáncer no es una enfermedad muestra por qué los tratamientos convencionales del cáncer son a menudo mortales, qué es lo que realmente causa el cáncer y cómo eliminar los obstáculos que evitan que el organismo se cure por sí mismo. El cáncer no es un atentado contra la vida, al contrario: esta «terrible» enfermedad es el desesperado esfuerzo final del cuerpo por salvar la vida. A menos que cambiemos la percepción que tenemos de lo que es realmente el cáncer, éste seguirá amenazando la vida de prácticamente una de cada dos personas. Este libro abre una puerta a todo aquel que desee cambiar los sentimientos de victimismo por poder y autodominio, y la enfermedad en salud.

Entre los temas que aborda se encuentran:

- Razones por las que el organismo se ve forzado a desarrollar células cancerosas.
- Cómo identificar y eliminar las causas del cáncer.
- Por qué la mayoría de los cánceres desaparecen por sí solos, sin intervención médica.
- Por qué la radioterapia, la quimioterapia y las intervenciones quirúrgicas nunca curan el cáncer.
- Por qué hay personas que sobreviven al cáncer a pesar de seguir tratamientos peligrosos.
- Sentimientos de miedo, frustración, baja autoestima y rabia reprimida en el origen del cáncer.
- Cómo transformar las emociones autodestructivas en energías que generen salud y vitalidad.
- Lecciones espirituales tras sufrir un cáncer.

Rasgar el velo de la dualidad

«¿Sabes que hay un lugar dentro de ti –oculto tras la apariencia de pensamientos, sensaciones y emociones– que no conoce la diferencia entre el bien y el mal, lo correcto y lo erróneo, la luz y la oscuridad? Desde ese lugar, uno acepta los valores opuestos de la vida. En ese lugar sagrado, uno está en paz consigo mismo y en paz con el mundo», Andreas Moritz

En este libro, el autor expone de manera conmovedora la ilusión de la dualidad. Esboza una manera sencilla de acabar con cualquier limitación impuesta por uno mismo durante el proceso de vivir en el reino de la dualidad; induce a verse uno mismo y el mundo que le rodea a través de una nueva lente, la de la claridad, el discernimiento, y no juzgar. Además, descubrirá que los errores, los accidentes, las coincidencias, la negatividad, las decepciones, las injusticias, las guerras, los delitos y el terrorismo tienen un propósito y un significado más profundos en el esquema general de las cosas. Así pues, el lector descubrirá que gran parte de lo que lea en esta obra estará en conflicto con las creencias que comúnmente profesa. Pero no se le pide que cambie sus creencias u opiniones, sino que se le dice que tenga una mente abierta, pues solamente una mente así puede disfrutar de ser libre de todo enjuiciamiento.

Los seres humanos se enfrentan a sus miras y creencias personales a través de las crisis de identidad. Algunas de esas creencias saltan por los aires. Cuando nuestro mundo se colapsa, nos vemos obligados a enfrentarnos a las cuestiones más básicas de nuestra existencia. Uno no puede evitar responsabilizarse de las cosas que le ocurren. Cuando se acepta esa responsabilidad, se gana poder y uno se cura por sí mismo.

En *Descubrir el velo de la dualidad,* se muestra cómo crear o domeñar la propia capacidad para cumplir los deseos. Además, en esta obra descubrirás explicaciones fascinantes acerca del misterio del tiempo, lo que hay de cierto y de irreal en la reencarnación; el valor de las plegarias, con frecuencia malinterpretado; qué hace que las relaciones funcionen y por qué con tanta frecuencia no lo hacen. Date cuenta de que la injusticia es una ilusión que ha conseguido perseguirnos a través del tiempo. Entiende cómo sucedió nuestra primitiva separación de la Fuente de la vida y la vinculación que tiene con los actuales asaltos de inestabilidad y miedo que tantos de nosotros experimentamos.

Descubre cómo identificar a los ángeles que viven entre nosotros y por qué todos tenemos cuerpos etéreos. Tendrás la oportunidad de encontrar a Dios en tu interior y de descubrir por qué un Dios visto como un ser disgregado de ti mismo te mantiene alejado de su divino poder y de la felicidad. Por otra parte, sabrás cómo sanarte a ti mismo. Conoce la «Nueva medicina» y el destino de la vieja medicina, la vieja economía, la vieja religión y el viejo mundo.

Se acabaron los infartos

Hace menos de cien años, las cardiopatías eran dolencias extremadamente raras. Hoy en día, en el mundo industrializado, mueren más personas a causa de ellas que de todas las otras enfermedades mortales combinadas. A pesar de las enormes cantidades de dinero que mediante diversas fuentes de financiación se dedican a buscar curas para las cardiopatías, el enfoque de la medicina actual sigue atendiendo a la sintomatología, en vez de dirigirse a las causas subyacentes en ellas. Pero aún peor es la abrumadora evidencia de que el tratamiento de las cardiopatías o de las dolencias presumiblemente precursoras (como la hipertensión, la arteriosclerosis y unos índices de colesterol altos) no solamente evita una curación real, sino que además puede conducir fácilmente a la insuficiencia cardiaca crónica. El corazón del paciente sigue funcionando, pero no con la suficiente fuerza para que éste se sienta sano y vital.

Si no se eliminan las causas que subyacen en una cardiopatía y también las dolencias que la preceden, el paciente medio queda poco, por no decir nada, protegido. Un infarto puede fulminar al paciente aunque éste haya sido sometido a un bypass coronario o le hayan colocado stents en las arterias. Según las investigaciones, esos procedimientos no evitan los infartos ni reducen las tasas de mortalidad.

En este libro –un amplio extracto del betseller *Los secretos eternos de la salud*– se señala que la responsabilidad de la curación reside en el corazón, la mente y el cuerpo de cada individuo, y aporta al lector una información clara y práctica sobre el desarrollo y las causas de las cardiopatías. Y, lo que es mejor, ofrece unos pasos sencillos para evitar y revertir estas dolencias para siempre, a pesar de que existan posibles predisposiciones genéticas.

Diabetes: ¡nunca más!

Según el autor, la diabetes no es una enfermedad, sino que en la gran mayoría de los casos se trata de un complejo mecanismo de protección que el organismo elige a fin de evitar las consecuencias fatales de una dieta y un estilo de vida poco saludables. A pesar de los incesantes esfuerzos (a los que llamamos enfermedades) que el organismo realiza para mantenerse sano, millones de personas sufren o mueren innecesariamente de esas consecuencias. El nada adecuado nivel de azúcar en sangre de la diabetes no es otra cosa que un síntoma de enfermedad, no la enfermedad en sí. Cuando el organismo desarrolla una diabetes no está haciendo algo equivocado ni está intentando suicidarse. La actual epidemia de diabetes está originada por el hombre, o, mejor dicho, por la industria, por tanto, puede detenerse o bien revertirse simplemente realizando unos sencillos y eficaces cambios en la dieta y en el estilo de vida.

En Diabetes: ¡nunca más!, el lector encontrará información esencial acerca de las diversas causas que dan lugar a la diabetes y cómo evitar cada una de ellas. Para detener esta epidemia es necesario crear unas circunstancias adecuadas que permitan al propio organismo autocurarse. Del mismo modo que existe un mecanismo para ser diabético, también existe otro para revertir esta enfermedad.

Este libro es un extracto del bestseller *Los secretos eternos de la salud.*

Pasos sencillos hacia una salud total

Nuestro organismo está diseñado por naturaleza para tener salud y vitalidad durante toda la vida. Sin embargo, los malos hábitos alimentarios y las costumbres poco saludables crean numerosos problemas de salud que nos impiden disfrutar de la vida al máximo.

En este libro, los autores sacan a la luz la causa más común de enfermedad: la acumulación de toxinas y residuos de alimentos mal digeridos en los distintos órganos, aparatos y sistemas del cuerpo, lo que les impide funcionar con normalidad. Esta guía para la salud global ofrece unos consejos sencillos, pero sumamente eficaces en lo referente a la limpieza interna del organismo, la hidratación, la nutrición y los hábitos de vida. En esta obra, entre otras cosas, aprenderás cuáles son los alimentos, los hábitos dietéticos y las influencias externas que con más frecuencia causan las enfermedades y las convierten en crónicas. Se trata de un libro imprescindible para todo aquel interesado en dar un enfoque natural a su vida a fin de recobrar la salud por completo sin emplear medicamentos.

Escucha el susurro, vive tu sueño

A través de estas páginas captarás, asimilarás y explorarás la belleza y la dicha de tu centro de amor y de tu intuición. Eres como un delfín que surca un mar de alegría. Ábrete a la maravillosa plenitud de tu individualidad, sin reservas y sin emitir juicios.

Los juicios representan un obstáculo, son rocas que se interponen en el camino que te conduce hacia el confín superior de tu destino. Aparta, por fin, esas rocas y siente cómo aumenta con rapidez la alegría de tu verdad interior. No dejes que los pensamientos o las indicaciones de otros acaben con tu conocimiento intuitivo, porque si lo haces renunciarás a ser la estrella plena y radiante que realmente eres. Sólo con el corazón abierto, una mente receptiva y libre y el contacto con las estrellas de la sabiduría que aflora en tu interior, podrás cosechar los copiosos dones de la madre Tierra y el YO SOY universal. Eres un ser benevolente, lleno de luz, y no hay corriente que pueda detenerte, excepto la de tus propios pensamientos, o si permites que las creencias de otros invaliden las tuyas.

Deseo que estos aforismos de amor, alegría y sabiduría te inspiren para llegar a ser la maravillosa criatura que, por nacimiento, estás destinado a ser.

Las vacunas

En este libro, Andreas Moritz nos acompaña en un polémico recorrido: el de la causa y efecto que existe entre las vacunaciones y diversos problemas de salud, proporcionándonos, asimismo, información confidencial sobre algo que las compañías farmacéuticas no quieren que sepamos: las vacunas hacen más mal que bien. ¿Sabías que los niños vacunados presentan un aumento significativo del asma, del trastorno por déficit de atención con hiperactividad, de trastornos neurológicos y de autismo? Y no sólo eso; está demostrado que las personas que se vacunan contra una enfermedad tienen más probabilidades de contraer esa misma enfermedad que las que no se vacunan contra ella.

El autor emplea los resultados de múltiples investigaciones y datos científicos rigurosos para demostrarnos que las vacunas pueden destruir el sistema inmunológico y hacernos más propensos a sufrir alergias. Cada vacuna que nos inyectan tiene, además, la capacidad de acabar con la inmunidad frente a otras enfermedades potencialmente letales.

Este libro es nuestra segunda oportunidad de cara al futuro. Andreas Moritz nos insta a que nos responsabilicemos de nuestro cuerpo en todo momento y a no permitir que otra persona inyecte sustancias potencialmente nocivas en él. Esta obra te proporciona la información necesaria para poder tomar una decisión informada y coherente ante cualquier vacunación.

¡Es hora de vivir!

En este libro, el autor saca a la luz la profunda necesidad de sabiduría espiritual que tiene el ser humano en la vida, y ayuda al lector a desarrollar un nuevo sentido de la realidad basado en el amor, el poder y la compasión. Describe detalladamente nuestra relación con la naturaleza y cómo podemos utilizar sus enormes poderes tanto en beneficio personal como en el de la humanidad. *¡Es tiempo de vivir!* resulta un reto para algunas de nuestras creencias más arraigadas, y ofrece salidas a las restricciones emocionales y a las limitaciones físicas que nosotros mismos nos creamos en la vida. Entre otros temas, en esta obra se incluyen las siguientes cuestiones: cosas que conforman nuestro destino; utilizar el poder de la intención; secretos para desafiar el envejecimiento; dudar, causa de fracaso; abrir el corazón; riqueza material y riqueza espiritual; fatiga: la principal causa del estrés; métodos de transformación emocional; técnicas de curación; cómo aumentar la salud de los cinco sentidos; desarrollar sabiduría espiritual; principales causas de los cambios actuales de la Tierra; entrar en el nuevo mundo; 12 puertas del cielo en la tierra; y muchos temas más.

Acabar con el mito del sida

A pesar de la creencia común, no hay hasta la fecha evidencias científicas de que el sida sea una enfermedad contagiosa. La situación actual de la teoría VIH/sida no contiene información fiable que pueda ayudar a identificar a aquellas personas que presentan el riesgo de desarrollar el sida. Por otro lado, las investigaciones publicadas hasta el momento demuestran en realidad que el VIH sólo muy rara vez se contagia por vía heterosexual y, por tanto, no puede ser el único responsable de una epidemia que afecta a millones de personas en todo el mundo.

En la actualidad, hay una creciente evidencia de que el sida puede tener su origen en un síndrome de toxicidad o un trastorno metabólico producido por factores que contribuyen a la disminución de los niveles de inmunidad, incluido el consumo de heroína, de drogas para la estimulación sexual, de antibióticos, de medicamentos comúnmente empleados en el tratamiento del sida, así como la práctica de relaciones sexuales anales, el hambre, la malnutrición y la deshidratación. Decenas de científicos prominentes que trabajan en la vanguardia de la investigación sobre el sida están cuestionando abiertamente la hipótesis del virus del sida. ¡Descubre por qué!

Acabar con el mito del sida también nos revela qué es lo que en realidad causa el debilitamiento del sistema inmunológico y qué hay que hacer para evitarlo.

Autocuración con la luz del sol

Descubre y utiliza los secretos medicinales del sol para ayudar a curar el cáncer, el infarto de miocardio, la hipertensión, la diabetes, la artritis, las enfermedades infecciosas y mucho más.

En esta obra, el reconocido terapeuta alemán proporciona evidencias científicas sobre la importancia de la luz solar para la salud, y comenta cómo la falta de exposición solar puede ser la responsable de numerosas enfermedades que son frecuentes en la actualidad.

La mayoría de la población considera que el sol es el principal causante del cáncer de piel, de ciertas cataratas que provocan ceguera y del enveje-cimiento. Sin embargo, sólo aquellos que asumen riesgo medido de expo-nerse a la luz solar descubren que el sol les hace sentir y verse mucho mejor, siempre y cuando no usen cremas solares o se quemen la piel.

Ener-Chi Wellness Center

Página web: http://www.ener-chi.com

E-mail: andmor@ener-chi.com

Llamada gratuita: (1-866)258-4006 (EE.UU.)

(709) 570-7401 (Canadá)

Para más información sobre productos
de Andreas Moritz en Europa,
consulta la siguiente web:
www.andreas-moritz.eu

Índice analítico

C

D

E

Índice